KB111873

천연 VS 합성,
똑소리 나는 비타민 선택법

일러두기

- 건강기능식품, 영양보충제(영양제) : 전 세계적으로 건강 유지나 증진 또는 그에 상응하는 기대효과를 갖는 가공식품을 건강기능식품, 건강식품, 특수영양식품, 영양보충제(영양제), 식이보충제 등으로 다양하게 부르고 있다. 이 책에서는 이를 건강기능식품으로 통칭하고, 각종 영양소를 배합해 만든 제제를 영양보충제 또는 영양제라고 부른다.
- 이 책의 저자인 브라이언 R. 클레멘트 박사와 그가 속한 히포크라테스건강연구소는 채식을 지향하고 있어 육류와 생선 섭취에 부정적인 시각이 있음을 미리 밝힌다.

SUPPLEMENTS EXPOSED

This Korean edition published by arrangement with Red Wheel Weiser, LLC
through Shinwon Agency Co., Seoul

합성영양제는
화학 수프일
뿐이다!

당신은
천연을 가장한
합성영양제에
속고 있다!

천연 VS 합성
똑소리 나는
비타민 선택법

브라이언 R. 클레멘트 지음 | **김소정** 옮김

전나무숲

추천의 글

영양보충제의 진실을 담은 작은 백과사전

굉장하다! 이 책은 비타민 · 미네랄 · 지방산 같은 영양소 보충의 필요성만 주장하는 것이 아니라 건강기능식품, 특히 영양보충제에 관한 놀라운 조사 결과를 담고 있다.

인류가 글로 다룬 주제 중 1위가 심리학이고 그다음이 식품이다. 그 중 식품에 관한 글은 개인의 경험담, 적용할 때마다 결과가 바뀌는 변덕스러운 연구, 과학적 연구 결과(통제 가능하고 결과가 일관된)로 나눌 수 있다. 클레멘트 박사의 글은 참과학의 영역에서 쌓은 풍부한 지식, 히포크라테스건강연구소에서 진행한 광범위한 연구 결과를 바탕으로 일반인이 쉽게 접근할 수 없는 정보를 통합해 매혹적이면서도 간결하게 제공한다. 더불어 식품 정보를 정확하게 제공할 수 있는 새로운 영양소 기준인 '천연식품기준(NOS)'에 대한 타당성 있는 주장을 하고 있다.

사람은 진화하는 식물 세계, 미네랄 세계와 교감한다. 그런 우리가 스스로에게 영양분을 제공하는 방법을 선택하려면 반드시 이 책을 참고해야 한다.

클레멘트 박사가 추구하는 목표는 질병과 기능장애 치료가 아니라 바른 식습관을 형성해 건강하게 사는 것이다. 나는 그동안 바이오에너지 분야(곡물, 가축의 분뇨, 음식물 쓰레기 등 유기성 생물체로부터 얻을 수 있는 에너지 분야)를 연구하면서 미래 생명체에게 가장 중요한 목표는 질병이 없는 상태가 아니라 건강한 상태임을 확신했다. 그런 점에서 클레멘트 박사가 제시하는 영양제 선택의 기준이야말로 최상의 영양학적 개념이라고 생각한다.

지금까지 선구적인 역할을 하는 수많은 책을 위해 추천사를 써왔지만, 이 책만큼 기쁘게 추천사를 쓴 책은 없었다. 이 책은 분명 여러 언어로 번역될 것이다. 브라이언! 작은 정보 백과사전을 만들어 세상에 공헌하고, 나에게 큰 깨달음을 주어서 고마워요!

감사를 담아… 발레리 V. 헌트

RPT 교육학 박사 / UCLA 생리학과 명예교수 / 바이오에너지장재단 501(c)3 연구소장

여는 글

영양보충제, 한 알을 먹더라도 진짜를 먹어라

비타민 보충제를 한 번이라도 먹은 사람은 자신도 모르는 사이에 '현대인은 영양보충제를 먹어야 한다'는 끈질기고 사악한 신화에 반응한 것이다. 미국의 보건조사 결과에 따르면 미국인 중 3분의 2가 비타민 보충제를 먹어봤다고 한다. 그들은 분명히 '비타민 보충제는 질병을 막고 치료하는 데 있어 안전하고 효과적'이라고 믿도록 설득되었을 것이며, 건강을 증진시키는 성분이 압축된 작은 물질은 천연재료로 만들어졌다고 들었을 것이다. 미국에서만 1년에 220억 달러(진짜다, 정말 220억 달러다!)가 건강기능식품에 소비되는 것도 국민건강을 위해 꼭 필요한 투자라고 들어왔을 것이다.

우리 사회는 영양소와 건강기능식품이 우리 몸에서 하는 역할과 해야 할 역할에 관한 신화와 잘못된 정보, 오해로 가득 차 있다. 하지만 이 책을 읽는 동안 당신은 그런 지식들이 합성화학 업계가 구축한 합성화학 신앙에 의해 형성되었으며, 우리를 자연이 약속한 건강과 치료의 가능성에서 멀어지게 하는 위험하고 근거 없는 신화이자 불완전한 진실임을 알게 될 것이다.

무엇이 문제인가?

오랫동안 나는 건강관리 분야에서도 제법 좋은 평가를 받는 분야에서 일하는 특권을 누려왔다. 더불어 꾸준히 한 대상을 공격해왔는데, 내 거친 공격에도 끈질기게 버티고 있는 대상이 바로 건강기능식품, 그중에서도 영양보충제라는 사기 산업이었다.

이 책은 전 세계에서 판매되는 비타민 보충제가 대부분 제약회사가 소유했거나 제약회사의 통제를 받는 연구소에서 만든 합성물질이라는 사실을 밝히고 있다. 대부분의 제약회사는 비타민 보충제를 제조할 때도 약품의 제조 기준과 제조 과정을 그대로 적용한다. 유기능소비자연맹(Organic Consumer's Association)에 따르면 현재 제조하는 비타민 보충제 가운데 적어도 95% 제품에 합성화학 성분이 들어 있다. 제약회사는 실험실에서 합성한 비타민이 자연에서 식물이 생산한 비타민과 효과가 같다고 주장한다. 이 책은 그런 주장을 자연의 원리, 과학적 연구, 직접 관찰해 알게 된 효과, 안전성 등을 기반으로 반박할 것이다.

시너지(Synergy)란 두 개 이상의 화합물 혹은 화학물질이 상호작용해 각각의 물질보다 훨씬 강력한 효과를 내는 현상을 말한다. 시너지는 본래 자연의 기본현상이다. 하지만 합성화학 업계에서는 사람들이 위험에 처할 가능성을 무시한 채 '마법의 탄환*'을 추출하기 위해 이 용어를 강조한다.

연구소에서 추출한 합성영양제만 먹고 살 수 있는 사람은 없다. 건강히 살아가려면 반드시 자연이 만든 음식과 영양소를 먹어야 한다.

진짜 VS. 가짜

그렇다면 자연이 만든 음식과 영양소에는 사람이 만들거나 모방

* 특정 질병이나 증상에 즉각적이고 강한 효과를 나타내는 약이나 치료법.

할 수 없는 무엇이 있는 걸까?

하루하루를 치열하게 살아가는 현대인이 이 물음에 진지하게 고민해 답을 찾기는 쉽지 않다. 하지만 이는 건강과 생명을 유지하는데 꼭 필요한 질문이니 내가 답을 제시하겠다. 우선 예를 하나 들겠다.

과학자는 진짜 바닷물과 구성비가 똑같은 가짜 바닷물을 만들어 낼 수는 있다. 그러나 바닷물에 사는 물고기를 가짜 바닷물에 넣으면 아예 살 수 없거나, 산다고 해도 건강하지 않다. 해양생물학자들이 보는 온라인 잡지 〈리프키핑〉에서는 합성바닷물에 대해 '순수한 바닷물에서 살아야 하는 해양생물의 완벽한 거주지 역할을 할 수 없는 불완전한 대안'이라고 정의한다. 예전에도 그랬지만 앞으로도 "바닷물은 물과 소금이 섞인 것으로, 합성바닷물도 천연바닷물과 구성 성분이 동일하다"고 주장하는 화학자가 있을 것이다. 그러나 해양 전문가들은 "바닷물은 지구 표면을 구성하는 거의 모든 물질이 복잡하고 이해할 수 없는 방식으로 섞인 혼합물"이라고 정의하며, 바닷물에 섞인 물질들이 한데 모여 해양생명체를 살찌우고 살아갈 수 있게 하는 시너지를 낸다고 말한다.

바닷물에 있는 무엇이 해양생물을 살아가게 하고, 사람은 흉내조차 낼 수 없는 힘을 창조하는 것일까? 그것은 자연이 만든 식품이 우리를 살찌우고 살아가게 하는 것과 마찬가지의 원리로, 수를 헤아릴 수 없는 다양한 영양요소들의 복잡한 시너지의 결과다. 이 생명의 힘 또한 이 책에서 다루는 여러 주제 가운데 하나다.

자연 VS. 실험실

실험실에서 탄생한 완벽한 사과는 없다. 오직 자연만이 완벽한 사과를 무(無)에서 창조해낼 수 있다. 과학자 칼 세이건은 현명하게도 "사과를 처음부터 새로 만들고 싶다면 먼저 우주를 만들어야 한다"고 했다. 마찬가지로 과학은 자연이 만드는 영양소를 똑같이 복제하거나 대체할 합성영양제를 만들지 못한다. 이 책은 '과학이 자연의 경험과 지혜를 대신할 수 있다'는 잘못된 추론을 근거로 합성영양제를 만들 수 있다는 오만을 부릴 때 우리 건강에 어떤 영향을 미칠 수 있는지를 살펴볼 것이다.

비타민과 미네랄 판매 업체는 영양소는 모두 동일하기 때문에 실험실에서 합성한 영양제도 유기농 과일과 채소에 들어 있는 영양소처럼 건강에 도움이 된다는 신화를 끊임없이 부풀려왔다. 이는 합성화학 신앙적 사고방식이다. 앞으로 책을 읽어나가면서 알게 되겠지만, 이 같은 사고방식에는 치명적인 결함이 있다.

자연의 영양소는 합성영양제보다 훨씬 안전하다. 합성영양제에는 독성이 있는 합성색소*뿐만 아니라 합성감미료 같은 여러 첨가물이 들어 있으며, 말랑말랑한 젤 형태의 비타민에는 대부분 트랜스지방인 경화유가 들어 있다. 정말이다. 건강기능식품 가게에서 파는 비타민 보충제에는 심혈관계 질환, 뇌졸중, 심장마비를 일으키는 경화유가 들어 있다.

현재 전 세계에서 생산하는 비타민C 보충제의 90%가 합성화학 제품이고, 대부분 중국에서 만들어진다는 것을 알고 있는가? 지난 10년 동안 중국 본토에 있는 제약회사 4곳이 전 세계 비타민C 보충제 시장을 장악했다. 하지만 중국 회사에서 만드는 것은 비타민C가 아니라 그저 아스코르빈산이다(아스코르빈산과 진짜 비타민C의 차이는 나중에 자세히 설명할 것이다). 비타민 생산을 한 나라가 대부분 차지하고 있다는 것, 그것도 멜라닌 파동으로 유명한 중국이 최대 생산국이라는 사실이 소비자 안전에 어떤 효과를 미칠지는 오직 시간만이 증명해줄 것이다.

천연 VS. 합성

신중한 소비자는 합성물질을 피하기 위해 라벨에서 '천연'이라는 글자를 확인한 뒤에 제품을 선택한다. 하지만 '천연'이라는 라벨도

---

* 석탄을 1000℃ 전후의 고온에서 가열 분해할 때 부산물로 생기는 검은 유상(油狀) 액체 콜타르에서 추출한 색소

안전을 보장하지 않는다. 너무나 오랫동안 '천연'이라는 용어를 틀리게 사용해온 탓에 원래 의도했던 의미는 사라지거나 희석되어버렸다. 모두 영양제 제조사에서 조작한 마케팅과 정치적 사기가 성공을 거둔 결과다.

현행법상 비타민 보충제는 실제 식물에서 추출한 성분을 10%만 함유해도 '천연'이라고 표기할 수 있다. 정말이다. 나머지 90%가 합성인데도 그렇다. 심지어 탄소 원자를 1개만 함유했다면 '100% 유기농'이라고 표기해도 법적으로 아무 문제가 없다. 이 같은 사기도 이 책에서 다룰 내용이다. 이 책에서는 자연에 존재하는 방식 그대로 복잡한 여러 미량원소(확인된 원소와 확인되지 않은 원소 모두를 포함하는)가 모두 들어 있는 제품을 의미할 때만 '천연'이나 '자연식품'이라는 용어를 쓸 것이다.

예를 들어, 베타카로틴을 생각해보자. 베타카로틴이라는 합성물질은 아세틸렌 가스를 이용해 베타카로틴과 분자구조가 동일한 물질을 만든다. 자연 상태에서 베타카로틴은 언제나 카로티노이드계 물질과 함께 발견된다. 실제로 당근과 토마토에서 베타카로틴을 찾으면 알파카로틴과 감마카로틴 외에도 시너지 효과를 내는 데 큰 역할을 하는 다른 물질들도 함께 찾게 된다. 그렇기 때문에 식물에서 베타카로틴만 추출하는 것은 건강에 유익한 작용을 일부러 방해하는 것과 같다.

질병을 예방하고 치료한다고 알려진 원소의 효력을 평가하는 의학 연구에서 자연의 영양소가 아닌 합성영양제로 실험했을 때 부정적인 반응이 나오는 것도 전혀 이상한 일이 아니다. 합성영양제로 진행한 실험 중에 끔찍한 결과가 나온 가장 최신의 연구는 암을 예방한다고 알려진 영양소의 역할을 확인하는 실험이었다.

2009년 6월자 〈클리니컬 뉴트리션 인사이트〉는 합성영양제로 진행한 일련의 연구를 평가하면서 '영양학자들은 음식과 암의 복잡한 관계를 지나치게 단순화한 것 같다'는 결론을 내렸다. 영양학자들은 생물체에 특별한 작용을 하는 영양소를 추출하는 데만 엄청난 노력을 기울일 뿐 '복잡하게 섞여 있는 여러 영양소'에 주목하지 않는다. 그 말은 '질병의 예방이라는 측면에서 볼 때 합성영양제는 순수한 음식을 대체할 수 없다'는 뜻이다. 특정 영양소를 추출해 합성물질을 만들고 싶다는 집착과 방법론은 꽃에는 그저 꽃잎만 있다고 생각하는 것과 같다.

생물학적 이용 가능성, 즉 생체이용률에 관해서도 합성비타민은 천연비타민의 경쟁 상대가 되지 않는다. 합성비타민이 아무리 정교하게 흉내 내도 인체는 천연과 합성의 차이를 알아낸다. 우리 몸은 생물학적으로 자연이 만든 물질만을 진짜 영양소로 인식하도록 프로그램되어 있기 때문에 천연영양소는 쉽게 흡수하지만, 추출한 영양소나 합성영양제는 흡수를 도와줄 보조인자를 결정할 때까지 흡수하지 않는다. 이 극도로 복잡한 과정에는 화학물질을 분석하는 것부터 어떤 곳에서 유래했는지를 결정하는 과정과 화학물질을 사용 가능한 형태로 바꾸려는 과정이 포함되어 있다.

앞으로 알게 되겠지만, 섭취한 합성영양제 중에서 50%는 몸 안에 들어갔을 때 자동적으로 폐기처분되고 나머지 절반만 흡수될 가능성이 있다. 그러나 그 50% 역시 완전히 우리 몸에 흡수되어 쓰인다는 보장은 없다. 합성영양제의 흡수량은 전적으로 개인이 어떤 자원을 가지고 있느냐에 따라 결정된다. 합성영양제는 기껏해야 영양소의 잠재력을 가진 물질인 것이다.

가장 좋은 예는 비타민E이다. 많은 연구를 통해 합성비타민E는 천연비타민E에 비해 생체이용률이 절반 이하로, 3분의 1 정도만 몸에 흡수된다고 밝혀졌다. 영양학 연구의 선구자인 케임브리지대학의 이소벨 제닝스(Isobel Jennings)는 자신의 책 《내분비 대사에서의 비타민(Vitamins in Endocrine Metabolism)》에서 이 점을 분명히 하고 있다.

"자연이 아니라 화학적으로 만든 합성비타민은 천연비타민에 비해 생물학적 활성도가 낮을 때가 많다. 그렇기 때문에 그 효과는 현저히 낮을 수밖에 없다."

합성비타민은 거울에 비치는 상과 같다. 화학자들이 주장하는 것처럼 현미

경으로 보면 합성분자와 천연분자의 구조는 동일하기 때문에 진짜처럼 보인다. 하지만 사물의 움직임을 그대로 흉내 내는 일 외에는 아무 일도 할 수 없는 거울상처럼, 합성비타민은 천연비타민의 모습만 흉내 낼 뿐 기능까지 흉내 내지는 못한다.

합성비타민 제조사는 소비자가 합성제품과 천연제품에 차이가 있다고 믿기를 바라지 않는다. 합성비타민이 제조원가가 훨씬 싸고 이익은 훨씬 높기 때문이다. 단순하게 생각하면 된다. 이익이 진짜 건강을 이긴 것이다. 세계 모든 산업국가 국민이 자신도 모르는 사이에 동의한 가치체계 안에서 이런 일은 지극히 당연하게 일어나고 있다.

천연식품을 가려줄 엄격한 기준이 필요하다

건강에 도움이 되는 필수영양소를 과일과 채소에서 얻는 것은 근사한 일이며 이상적인 일이다. 그러나 지난 수십 년 동안 농사법이 악화되면서 농작물이 자라야 할 땅에서 영양분이 급속히 사라졌고, 그나마 식품에 들어 있는 영양소도 정제 및 가공 과정을 거치면서 많이 사라졌다. 그뿐이 아니다. 식물영양소가 풍부하고 살충제에 덜 오염된 유기농 식품도 수확 후 섭취하기까지의 시간 동안 상당히 많은 영양소를 잃게 되고, 식품을 조리하는 과정에서도 상당히 많은 영양소가 파괴된다. 그 영향으로 영양분이 많다는 식품을 골라 섭취해도 필요한 영양분을 충분히 섭취하기가 쉽지 않다. 실제로 미국 농무부(USDA)가 2만 1,500명을 대상으로 실시한 조사에 따르면, 미국 농무부에서 권고한 1일 영양권장량을 충분히 섭취하는 사람은 한 명도 없었다.

우리 몸에 필요한 비타민과 미네랄을 보충하고 최상의 건강을 유지하려면 영양보충제를 먹을 수밖에 없다. 그렇다면 천연영양소가 합성영양제보다 월등하게 뛰어나다는 것을 알고 난 뒤에 우리는 건강기능식품을 제대로 선택할 수 있을까?

이런 점 때문에 영양보충제가 전적으로 식물에서 유래한 물질로 만들어졌는지를 나타내는 천연식품기준(NOS, Naturally Occurring Standard)을 라벨에 표시하자고 주장하는 것이다. 천연식품 인증 표시는 일부 혹은 전체 성분이 합성인 물질과 순수한 천연물질을 구별할 수 있게 도와줄 것이다.

지금도 나는 좋은 영양소를 섭취하는 것이 얼마나 중요한 일인지를 사람들에게 알리고 '모든 영양소는 화학적으로 똑같이 만들어낼 수 있다'는 믿음을 깨기 위해 내가 속한 히포크라테스건강연구소 직원들과 함께 노력하고 있다.

어쩌면 당신은 무엇으로 만들었건 어떻게 정제했건 간에 균형 잡힌 식사를 하면 특별히 영양보충제를 먹을 필요가 없다고 믿는 사람일지도 모르겠다. 아니면 모든 비타민은 천연이든 합성이든 똑같기 때문에 먹는 양이 효과를 좌우한다는 광고를 아무 의심 없이 믿고 있는지도 모르겠다. 의심스러운 점이 없지는 않지만 '후회하기보다는 안전한 게 낫다'는 신조로 계속 영양보충제를 먹고 있을 수도 있고, 영양소의 영역을 과학이 완벽히 재현할 수 있다고 믿는지도 모르겠다. 지금 당장은 아닐지언정 조만간에는 그렇게 될 거라고 믿는 것이다. 이 책은 이처럼 다양한 독자 모두에게 유용한 정보를 제공할 것이다.

자연은 우리에게 약속했다. 우리가 영양소를 현명하게 사용한다면 건강해지고 오래 살 거라고. 합성화학 신앙을 만들어 이 같은 약속을 배신한 것이야말로 현대인이 건강을 해친 주요 원인 가운데 하나다. 이 책이 자연과 사람이 다시 한 번 올바르고 균형 잡힌 관계를 맺는 데 도움이 되기를, 건강을 지켜주는 영양분과 건강기능식품을 직접 선택하는 데 도움이 되기를 바란다. 그리고 많은 사람들이 우리가 느꼈던 충격을 함께 공유하고, 영양보충제라는 이름으로 팔리는 수많은 상품에 어떻게 속아왔는지를 알았으면 한다.

마지막으로, 우리 시대의 가장 근거 없는 낭설을 솔직하게 밝힌 본서의 출간에 도움을 주신 모든 분들에게 고맙다는 말을 전한다.

차 례

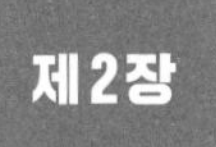

오메가-3와 비타민, 어떻게 보충해야 건강하게 잘살 수 있을까?

제 3 장 이것만 알면 몸에 좋은 영양제를 고를 수 있다

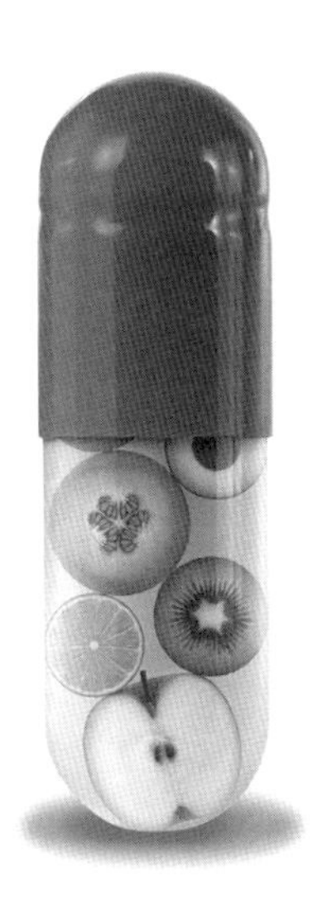

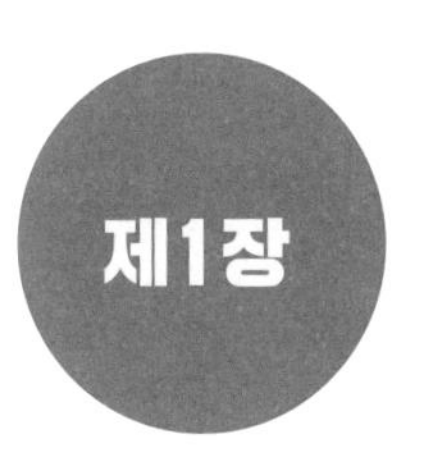

비타민을 둘러싼 4가지 속설

음식만 잘 먹으면 몸에 필요한 영양소를 충분히 섭취할 수 있다?

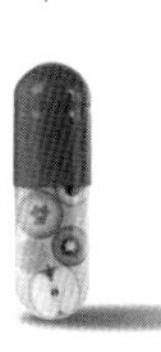

비타민을 비롯한 영양보충제 섭취를 달가워하지 않는 의사들은 "영양제는 그저 비싼 오줌만 만들 뿐이에요"라는 말로 영양보충제의 효용성을 얕잡아본다. 그리고 일부 식품 전문가들은 "우리 몸에 필요한 영양소를 섭취하려면 음식을 골고루 먹기만 하면 된다"고 사람들을 설득한다. 미국의 농무부와 보건복지부는 2005년에 《미국인을 위한 식품 섭취 안내서》를 발행하며 다음과 같은 글을 실었다.

우리 몸이 필요로 하는 대부분의 영양소는 식품을 섭취함으로써 충족해야 한다. 식품은 식물영양소인 파이토케미컬과 항산화 성분, 그 외 건강에 좋은 많은 물질을 우리에게 제공한다. 영양보충제는 음식으로 섭취할 수 없는 영양소에 한해 섭취하는 것이 좋다. 영양보충제는 건강한 식품을 대체할 수 없기 때문이다.

우리가 이상적인 세상에 살고 있다면 이 같은 충고는 지극히 옳은 상식일 것이다. 그러나 지금 이 세상은 '이상적인 세상'과는 거리가 있어 보인다. 최상의 건강을 유지시켜줄 질 좋은 영양소를 확보하는 일이 호락호락하지 않은 일이 된 것이다.

왜일까? 그 이유는 아주 단순한 생물학적 사실에서 답을 찾을 수 있다. 비타민과 미네랄은 건강을 지키는 데 꼭 필요하다는 것, 인체는 필요한 영양소 대부분을 직접 만들지 못한다는 것, 영양분은 식품과 식품에서 추출한 영양보충제를 통해 섭취해야 한다는 것이 바로 그 대답이다.

영양실조에 걸린 토양

한때 토양은 우리 몸에 필요한 영양소가 풍부히 들어 있는 작물을 생산해냈다. 그러나 현재 유기농 농사를 짓는 토양에는 실제로는 20% 이상 들어 있어야 할 유기물이 2~4% 정도만 들어 있다. 게다가 옛날에는 수확하면 곧바로 먹어 식품 속 영양소들을 대부분 섭취했지만, 20세기 들어서면서는 살충제 · 제초제 같은 화학오염물질을 사용해 작물을 기르고 대량 소비를 위해 식품을 가공하는 과정에서 영양소들이 많이 파괴되고 있다. 그 결과 우리가 섭취하는 영양소의 양은 아주 적다.

토양과 작물에 미네랄이 고갈되었다는 사실은 1936년에 미국 상원위원회에서 발표한 문서 264호를 통해 세상에 알려지게 되었다. 264호 문서는 정부 공식 보고서도 연구서도 아니다. 플로리다주 민주당 상원의원인 던컨 플레처(Duncan Fletcher)가 제출한 보고서인데, 그 내용이 한 주류 언론에 실리면서 토양의 영양소 고갈 문제를 새로운 시각으로 다룬 대표적인 문서가 되었다. 다음은 264호 문서에서 발췌한 내용이다.

> 오늘날 우리 대부분은 심각한 영양소 결핍으로 고통받고 있다. 이 고통은 우리가 먹을 음식을 생산하는 토양이 적절한 미네랄 균형을 찾지 않는 한 사라지지 않을 것이다. 과일, 채소, 곡물이 자라는 수백만 에이커의 땅에 우리에게 필요한 미네랄이 충분히 들어 있지 않기 때문에 음식을 아무리 많이 먹어도 우리는 굶주리는 것

과 같다.

주요 권위자들이 언급한 바에 따르면, 전 세계 인구의 99%가 미네랄 부족에 시달리고 있다. 중요한 미네랄 가운데 단 하나만 결핍되어도(필요량이 아주 적은 영양소라 해도) 병에 걸릴 수 있으며 수명이 단축될 수도 있다. 비타민이 부족하면 인체는 미네랄을 대신 활용할 수 있다. 그러나 미네랄이 부족하면 비타민을 먹어도 소용이 없다.

264호 문서가 나온 이후로도 토양은 빠른 속도로 영양소가 고갈되었고, 결국 1992년 6월에 브라질에서 지구정상회의(Earth Summit)로도 불리는 제1차 유엔환경개발회의(UNCED)가 열렸다. 178개국에서 약 3만 명이 참석한 이 회의에서는 전 세계 농지의 영양소 고갈 상태를 분석한 내용을 근거로 환경과 개발에 관한 합의문을 발표했다.

당시 전문가들이 조사한 농지의 영양 상태는 예상했던 것보다 훨씬 심각했다. 지구정상회의에서 발표된 보고서에 따르면 20세기 동안 북아메리카 대륙의 경우 농지에서 전체 영양분의 85%가 사라졌고, 아시아와 남아메리카 대륙에서는 76%가 사라졌다. 아프리카와 유럽의 토양에서는 각각 74%와 72%가 사라졌다. 이 모든 것은 비료, 살충제, 제초제, 경작, 관개시설 같은 인간 활동의 결과다. 사라진 영양분 가운데 적어도 90%는 건강에 꼭 필요한 요소들이다. 면역계가 기능하는 데 중요한 역할을 하는 미네랄 60종과 비타민 16종도 포함된다.

최근에 미국 농무부가 발표한 대로라면 1973년부터 1997년까지 미국에서 생산한 채소의 모든 품목에서 영양분이 크게 감소했다. 브로콜리의 칼슘 함유량은 같은 기간에 53% 감소했고, 티아민(비타민 B_1)은 35%, 나이아신(비타민B_3)은 29% 감소했다. 양파, 당근을 비롯한 모든 채소에서도 필수영양소가 급격히 감소했다.

이처럼 **심각한 영양실조에 걸린 토양에서 자라 영양분이 충분치 않은 작물이 거대한 가공 처리 공장에서 처리 과정을 거치고 방부제 · 색소 같은 화학 첨가물을 잔뜩 뒤집어썼을 때 무슨 일이 생길지를 상상해보라.** 영양분은 80% 이상이 추가로 사라질 것이며, 미네랄과 비타민은 더욱 많이 사라질 것이다. 여기에 열을 가해 조리하면 식품 속 영양분의 양은 훨씬 줄어든다.

그러나 사람들은 이러한 사실을 알고도 영양소를 보충해야 할 필요성을 전혀 느끼지 못하는 것 같다. 미국 질병통제예방센터가 발표한 2007년 3월 15일자 보고서에 따르면 정부가 제시한 과일 및 채소의 1일 섭취 권장량을 지키는 미국인은 전체 인구의 3분의 1이 되지 않는다. 조사 결과, 30만 5,000명 중에서 만성질환과 질병을 막는 데 도움을 주는 비타민과 미네랄을 채소를 통해 매일 충분히 섭취하는 성인은 27% 정도뿐이었다.

하지만 이들의 믿음과는 달리 비타민과 미네랄에 결핍되면 다양한 질병에 걸린다는 사실을 뒷받침하는 과학적 증거가 속속 나오고 있다. 2005년에 〈사이키아트릭 프랙티스〉에 실린 논문 '비전형적 우울증에서 피콜린산 크롬에 관한 위약 통제 이중맹검법 임상실험'에 의하면 18세부터 65세까지 113명을 조사한 결과 우울증 증상을 보이는 사람들은 곡물에 많이 들어 있는 미량원소인 크롬이 결핍되어 있었다. 존 도처티(John Docherty)를 비롯한 논문의 공동저자들은 우울증을 앓는 실험 대상자들이 크롬 보충제를 먹자 증상이 '크게 개선되었다'고 했다. 미국에만 해도 3,000만 명에 달하는 우울증 환자들에게 그 같은 결과는 분명히 희망의 등불이 되었다.

식품만으로는 부족하다

비타민과 미네랄 결핍을 해소하면 건강이 좋아지는 사례를 확인한 연구들은 비타민B5는 관절염을 개선하고, 비타민B3(나이아신)는 관절의 유연성을 개선하고 관절 염증을 줄이며, 관절염을 앓는 사람들 중 많은 수가 심각한 칼슘 결핍 증상을 보인다는 사실을 밝혀냈다. 류머티즘성질환재단은 미국에서만 2,000만 명에 달하는 류머티

증성 관절염 환자와 퇴행성 관절염 환자들은 붕소를 섭취해야 한다고 끈질기게 권유하고 있다.

비타민E · 비타민C · 베타카로틴은 눈 건강에 아주 중요하고, 비타민E와 베타카로틴은 심장 질환을 크게 줄인다는 역학연구 결과도 있다. 〈저널 오브 뉴트리션〉은 종합비타민이 심근경색을 줄여줄 수 있다는 연구 결과를 실었다. 9차례 무작위 대조군 실험을 실시한 결과 크롬 보충제가 인슐린감수성을 향상시켜 당뇨 환자의 혈당량 조절 능력을 좋게 한다는 것이 밝혀졌다.

셀레늄 · 비타민C · 비타민E 같은 비타민과 미네랄은 생체 내부에서 일어나는 항산화 작용에 중요한 역할을 하며, 시너지 효과를 일으켜 최전선에서 암과 심장병을 막는 방어막이 되어준다. 이와 관련해 로스앤젤레스에 있는 소프트 겔 테크놀로지스의 프로덕트 매니저인 유스리 나기브(Yousry Naguib)는 2004년 한 통상산업 잡지에서 자신이 관찰한 내용을 발표했다.

"식사만으로는 1일 영양권장량을 모두 섭취할 수 없기 때문에 항산화제를 먹어야 한다. 항산화제는 다른 영양소와 한 팀처럼 작용해 시너지 효과를 내는 경향이 있다. 항산화제는 산화스트레스와 관계있는 질병을 예방하는, 하나로 연결된 방어체계를 형성한다."

이 발표를 계기로 많은 의학 전문가들이 "영양보충제가 건강에 도움이 된다"고 큰소리로 말하기 시작했다. 로스앤젤레스 캘리포니아대학(UCLA)의 인간영양학센터 설립자이자 소장인 데이비드 헤버(David Heber) 박사는 "몇 가지 영양보충제를 매일 먹는 사람은 질병 발병률이 낮다는 자료를 많이 확보했다"고 했다. 헤버 박사가 2002년 미 의회위원회에 출석해 증언한 바에 따르면, 식물성 영양보충제는 암 같은 질병을 치료하는 데 큰 도움이 된다. 헤버 박사는 비타민 보충제가 건강에 커다란 역할을 한다는 사실을 이렇게 표현했다.

현대인은 5만 년쯤 전에 아프리카에 있는 진짜 에덴의 정원에서 진화했다. 그곳에서 사람의 유전자는 몸을 건강하게 해줬던 풍성한 먹을거리와 균형을 이루며 살았다.

식량 생산이 현대화되면서 이 같은 다양성은 사라졌다. 약 30년 전, 내가 의과대학에 입학했을 때는 4가지 기본 식품군을 먹으면 필요한 비타민을 모두 섭취할 수 있다고 배웠다. 그러나 현재 그 같은 가르침은 틀렸다는 것을 알고 있다. 엽산, 비타민E, 비타민C, 칼슘이 모두 들어 있는 종합비타민을 포함해 4가지 기본 비타민을 먹으면 만성질환 발병률을 낮춘다는 증거가 아주 많았다.

2002년 〈미 의학회지〉는 '성인의 만성질환 예방을 위한 비타민'이라는 제목으로 30년간 만성질환과 비타민에 관한 연구들을 분석한 글을 실었다. 이 기사를 쓴 하버드대학교 K. M. 페어필드(Fairfield)와 R. H. 플레처(Fletcher)는 식품에 비타민과 미네랄이 부족하면 암, 심장병 같은 다양한 질병에 걸릴 위험이 있다고 확신하며 "성인은 매일 종합비타민을 먹어야 한다"고 결론 지었다.

워싱턴에 있는 '책임있는 영양위원회'도 2004년에 건강을 유지하고 질병을 예방하기 위해서는 정기적으로 종합비타민을 먹어야 한다고 발표했다. 이 위원회는 비타민 보충제가 건강에 크게 도움이 된다고 하면서 "비타민은 면역력 강화, 백내장 예방, 인지 기능 증진, 뼈 건강 강화 및 유지에 기여한다"고 했다.

'인체가 필요로 하는 모든 영양소를 식품이 제공한다'는 확신은 영양소 결핍에 관한 과학적 증거가 쌓이면서 급속도로 그 힘을 잃어갔다. 사람들도 점차 식품으로 영양소를 충분히 섭취한다는 것을 믿지 않게 되었다. 멀티스폰서 서베이가 1994년에 실시한 여론조사에서는 미국 여성의 70%가 비타민과 미네랄을 음식으로 섭취하고 있다고 했으나, 2000년에 실시한 같은 조사에서 그렇게 확신하는 사람은 46%에 불과했다.

그리고 미국민의 3분의 2에 해당하는 사람들이 영양보충제가 필요하다는 것은 알지만, 실제로 영양보충제를 먹는 사람은 3분의 1에 불과하다. **식품만으로는 필요한 비타민과 미네랄을 충분히 섭취할 수**

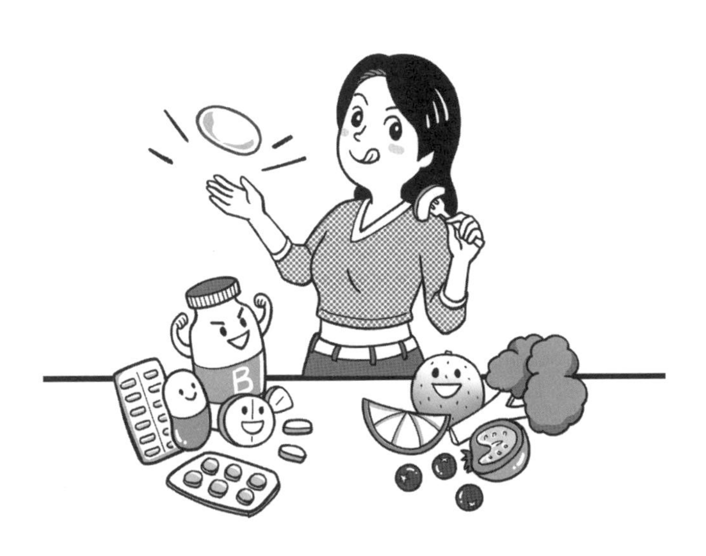

식품만으로는 필요한 비타민과 미네랄을
충분히 섭취할 수 없기 때문에
영양소 결핍을 막아줄 영양보충제를 먹어야 한다.

없다는 증거들이 많은데, 어째서 영양소 결핍을 막아줄 영양보충제를 먹지 않는 걸까? 당신의 건강과 당신이 사랑하는 사람들, 당신이 돌보아야 할 사람들의 안녕이 이 질문에 관한 당신의 대답에 달려 있을지 모른다.

비타민 발견의 역사

그렇다면 과연 비타민은 무엇이고, 우리는 비타민이 건강에 중요하다는 것을 어떻게 알게 되었을까?

비타민은 인체의 신진대사에 꼭 필요한 유기화합물로 신진대사에 필요한 열량을 공급하지는 않지만 제각각 생명에 필요한 기능을 함으로써 건강을 유지하고 질병을 예방한다.

비타민은 대부분 몸 안에서 만들어지지 않고, 식품에 소량 들어 있다. 현재 알려진 비타민은 지용성 비타민 4종류(A · D · E · K)와 수용성 비타민 9종류(B군 8종과 C)다. 지용성 비타민은 체내에 저장되기 때문에 매일 섭취할 필요는 없다. 하지만 소변에 섞여 배출되지도 않기 때문에 지나치게 많이 섭취하면 독성물질로 작용할 수 있다. 수용성 비타민은 쉽게 밖으로 배출되기 때문에 부작용의 걱정

없이 많이 먹어도 되지만, 체내에 저장되지 않기 때문에 자주 먹어야 한다(B_{12}와 엽산은 제외).

비타민의 명칭은 화학명의 첫 글자를 따서 짓는다. 비타민E의 정식 명칭이 '비타민E d-델타 토코페롤 숙신산'이라는 사실을 아는 사람은 많지 않을 것이다. 원래 비타민B군에 속했지만, 나중에 비타민의 역할을 하지 않는 것으로 밝혀져 명칭조차 사라진 것들도 있다. 비타민B_4, 비타민B_7, 비타민B_8, 비타민B_9, 비타민B_{10}, 비타민B_{11}이 그렇다.

인류가 비타민의 효능을 깨달은 것은 1747년에 스코틀랜드 해군 군의관으로 근무하고 있던 제임스 린드(James Lind) 덕분이다. 린드는 레몬·라임 같은 과일과 채소가 당시 항해하는 사람들을 괴롭히던 괴혈병을 예방한다는 사실을 알아냈다(괴혈병을 예방하는 영양소가 비타민C라는 사실은 훗날 밝혀졌다).

괴혈병은 심각한 출혈성 질환으로 체력과 면역력 저하, 자발적 출혈 증상이 발생하며 심할 경우 사망할 수도 있다. 1650년부터 1850년까지 바다에 나간 사람 중 50%가 대양을 건너다 괴혈병으로 죽었다. 괴혈병은 어느 배에서나 발생했으며, 영국 해군은 전투에서 전사하는 것보다 괴혈병으로 더 많이 죽었다. 제임스 린드는 〈괴혈병에 관한 보고서〉를 1753년에 발표했지만 그 보고서는 40년 동안 무시되었고, 결국 10만 명이 넘는 영국 선원이 괴혈병으로 죽은 뒤에야 가치를 인정받게 되었다.

영국 해군은 결국 바다로 떠나는 모든 배에 비타민C가 풍부히 들어 있는 감귤류를 실으라는 규정을 만들었다. 선장들은 라임을 괴혈병 예방 과일로 선택했다. 보관하기 쉬웠기 때문이다. 영국 수병과 시민을 '라이미(limey)'라고 부르는 것은 영국 배가 라임을 싣고 다녔기 때문이다. 생토마토도 비타민C가 풍부해 괴혈병 예방에 좋다.

비타민이 건강에 중요한 역할을 한다는 사실은 1905년에 영국 의사 윌리엄 플레처가 진행한 연구를 통해 더욱 분명해졌다. 그는 말레이시아 쿠알라룸푸르에서 수용소에 수감된 사람들을 대상으로 각기병과 영양소의 관계를 연구했다. 각기병은 정신이상 장애, 극도의 허약함과 무기력, 심장 근육 약화, 심장 질환 등을 일으키는 질병으로 쌀을 주식으로 하는 아시아에서 흔하다. 플레처는 쌀의 겉껍질에 각기병을 예방하는 영양소가 있을 것이라고 예측하고 연구를 진행했다. 그 결과 겨를 제거한 흰쌀을 먹은 사람들 중에서는 약 25%가 각기병에 걸렸지만, 겨를 제거하지 않은 현미를 먹은 사람들은 2% 정도만이 각기병에 걸렸다는 사실을 알아냈다. 플레처는 자신의 가설을 실험으로 입증해 보였고, 덕분에 비타민B_1(티아민)을 비롯한 여러 비타민B를 발견할 수 있었다.

1912년에는, 런던에 있는 유명한 리스터연구소에서 근무하는 28세의 폴란드 태생 생화학자 카시미르 풍크(Casimir Funk)가 플레처의 생각을 몇 걸음 더 발전시켰다. 풍크는 비타민이 건강을 유지하는 데 꼭 필요한 물질임을 증명해 보이고, 특정 비타민이 부족하면 질병에 걸린다는 '비타민 결핍증 가설'을 세웠다. 쌀겨에 들어 있는 각기병을 예방하는 물질을 추출해 생명 유지에 없어서는 안 될 물질이라는 의미로 '비트아민(vit-amine)'이라는 이름을 붙였다. '생명'을 뜻하는 vita와 겨에서 추출한 티아민(비타민B_1)에서 발견한 질소화합물 '아민(amine)'을 합친 말이다. 그러나 훗날 질소화합물 아민과 화학적 유사성이 없는 비타민이 발견되면서 뒤의 e가 생략된 채 '비타민(vitamin)'으로 불리게 되었다.

1913년은 영양학의 역사에서 긍정적이고도 부정적인 전환점이 된 아주 중요한 시기로 평가받고 있다. 저명한 과학자 집단이 식품에서 비타민을 발견하고 그것을 추출하는 일에 관심을 갖게 된 것이다. 예일대학교의 토머스 오스본(Thomas Osborne)과 라파예트 멘델(Lafayette Mendel)은 성장과 발달에 꼭 필요한 요소가 버터에 들어 있다는 사실을 알아냈다. 이 요소는 지용성 비타민인 비타민A로 밝혀졌다. 비타민A의 화학적 특성이 밝혀진 것은 1933년이고, 1947년에 최초로 합성되었다. 그 뒤 여러 비타민이 잇달아 발견되었고, 우유에는 성장을 촉진하는 다양한 수용성 비타민B군이 들어 있다는 것, 1930년대 이전에는 오직 비타민B라고만 알려져 있던 물질이 비타민B군(B복합체)이라는 사실도 밝혀졌다.

1928년, 영양학이 생물학계에 새롭게 떠오르는 전문 영역임을 인식한 미국의 생화학자와 생리학자들은 영양소를 집중적으로 연구하는 과학학회를 세계 최초로 결성했다. 학회 결성에 참가한 모든 학자들은 비타민의 효용성에 크게 주목하고 이 새로운 학문을 정의하는 논문과 교과서를 쓰고 가르치는 일에 활발하게 참여했다.

'미국영양학회'라고 이름 붙인 이 학회는 새롭게 도래하는 영양학에 관한 보고서를 발표할 잡지 〈미 영양학회지〉를 발간해 1933년에는 다른 과학자들에게도 지면을 개방했고, 1934년에는 제1회 영양학회를 코넬의과대학에서 개최했다. 1941년에는 '실험생물학을 위한 미국학회연합'과 공식적으로 합병하고 1996년에 '영양학을 위한 미국학회'로 이름을 바꾸었다. 비록 이름은 바뀌었지만 세상에서 가장 오래되고 중요한 영양학회로 명성을 유지하고 있다.

1930년대가 되면서 비타민의 다양한 생화학적 기능이 (아주 많이) 밝혀지고 인체가 무엇을 필요로 하는지도 알려졌다. 그러면서 비타민은 수천이 넘는 가공식품의 형태로 대량 생산되었다. 게다가 사람들은 식품의 영양가를 높인다는 명목으로 빵, 시리얼, 파스타 같은 곡물 제품은 물론 유제품, 드링크, 디저트에 합성비타민을 첨가했다. 합성비타민을 넣지 않은 가공식품은 거의 없을 정도였다.

살펴본 것처럼 초기의 과학단체들은 비타민이 건강에 미치는 역할을 밝히는 데 엄청난 공헌을 했다. 하지만 '합성한 비타민이 자연에 함유된 비타민과 건강 증진 효과가 같다'는 추론을 만드는 실수를 하고 말았다. 비타민의 건강 증진 효과를 강조하려는 의도는 좋았지만 정작 그들은 자신들의 생각과 연구가 영양학이 설 토대에 흠집을 내고 있다는 것을 몰랐다. 그들이 틀린 추론을 한 이유는 비타민(자연식품에 들어 있는 비타민이든 합성한 것이든)이 제대로 작용하려면 보조인자가 필요하다는 것을 몰랐기 때문이다. 잘못된 이 '진실' 혹은 패러다임은 전체를 고려하지 않고 일부만 확인하고 추출하는 현대의학 및 영양식품학과 맥을 같이한다.

영양에 관한 지식은 크게 증가했지만, 과학자들은 여전히 영양소의 작용기전을 관찰하고 이해하는 능력이 부족하다. 양자과학은 생명 유지에 필요한 비타민이 제대로 기능하려면 반드시 비타민 내부와 주변에 수많은 보조인자가 있어야 한다는 자료를 많이 제시했다. 현미경을 통해서만 볼 수 있거나 가끔은 전혀 보이지 않는 이 보조인자들은 비타민만큼이나 중요한 영양소일 수도 있다.

가장 기본적인 단계에서도 비타민과 미네랄은 보조인자가 없으면 제대로 기능하지 못한다. 이것이 사람이 합성한 영양보충제가 몸이 필요로 하는 영양소를 제대로 공급하지 못하는 이유다. 더구나 사람이 만든 영양보충제는 면역력을 약화시켜 질병이 생기는 환경을 조성하기도 한다. 이것이 영양보충제가 독으로 작용할 가능성이 있다고 주장하는 이유다.

비타민이 병을 치료할 수 있을까?

1911년부터 1950년대까지 새로운 비타민이 계속 발견되면서 의사들은 겉으로 드러나는 증상(예를 들어 출혈은 괴혈병의 증상이고 마비는 각기병의 증상이다)으로 비타민 결핍증을 진단할 수 있게 되었으며, 과학자들은 천연비타민과 합성비타민을 치료에 활용하기 위한 토대를 다졌다.

1940년대 중반, 캐나다의 의학박사 에반 V. 슈트(Evan V. Shute)는 헝가리의 생리학자이자 비타민C를 발견한 얼베르트 센트죄르지(Albert Szent-Györgyi)가 제시한 비타민 치료법을 직접 실시했다. 슈트와 동료들은 다양한 심혈관계 질환 환자에게 합성비타민E를 다량 처방했다. 비슷한 시기에 노스캐롤라이나주 리즈빌의 의학박사 프레드릭 R. 클레너(Frederick R. Klenner)는 합성한 비타민C를 가지고 소아마비 같은 일부 바이러스 질환을 치료하는 데 성공했다. 1952년에 아브람 호퍼(Abram Hoffer) 박사는 합성비타민C와 합성비타민 B_3를 정신분열 치료에 활용해 어느 정도 긍정적인 결과를 얻었다. 이때부터 '비타민 보충제는 약'이라는 생각이 고개를 들었다.

그러나 합성비타민은 천연비타민과 엄연히 다르다. 천연비타민과 동일한 화학구조로 합성된 영양보충제가 탁월하게 증상을 예방하거나 억제할 수도 있지만 심각한 부작용을 유발하는 경우가 더 많다. 합성물질은 자연이 만들었거나 자연의 생산물을 기반으로 만들어지지 않았으며, 인체는 그런 합성물질을 유용한 기본 영양 단위로 인정하지 않고 오히려 외부 물질로 인식해 면역계에서 공격을 하기 때문이다.

그렇다고 해서 합성비타민이 증상을 완화하지 못하거나 치료 효과가 없다는 인상을 주지는 않는다. 실제로는 그 반대 현상이 일어난다. 꼭 치료가 되고 있는 것처럼 보이는 것이다. 혈액에 합성물질이 다량 들어가면 인체는 해당 물질에 대한 감수성을 상실할 뿐만 아니라 면역반응이 일으킨 스트레스까지 관리해야 하는데도 말이다. 합성비타민을 장기간 복용한 치료 프로그램이 거의 성공한 경우가 없는 것은 바로 이 때문이다.

겉으로 보이는 증상이 나아졌다고 해서 건강해졌다고 단정 지을 수는 없다. 성공적으로 증상을 없앴는데, 얼마 뒤에 병이 재발하는 경우가 많은 것이 그 증거다. 어째서일까? **질병의 원인을 제대로 치료하지 못했기 때문이다. 건강은 증상을 일으키고 질병을 일으키는 영양소 결핍이 해결되어야 좋아질 수 있다.** 그러나 앞에서 지적한 것처럼 합성물질은 영양소의 기본단위가 될 수 없기 때문에 근본적으로 영양소 결핍을 치유할 수 없고, 따라서 건강을 증진하지도 않는다. 합성비타민은 마치 부작용은 적지만 심각하지 않은 증상을 치료하기 위해 소량 사용하는 합성약품과 같다. 이것이 '합성비타민은 건강 증진의 역할을 하지 않는다'고 주장하는 가장 큰 이유다.

비타민 보충제는 응급치료 시에 쓸 수 있기 때문에 많은 건강 전문가들이 약품으로 분류한다. 당연한 일이다. 합성비타민은 사람이 추출해 만든 화학물질로 약품과 비슷하다. 반면, 천연비타민은 합성비타민과 전혀 다르며, 약으로 분류할 수 없다. 천연비타민은 과일, 채소, 기타 식물 같은 식품 및 약효가 있는 자연물로 만들지만 합성비타민은 실험실에서 화학물질을 가지고 화학 과정을 거쳐 만든다. 천연비타민은 제조 과정에서 분자 구조가 흐트러지지 않고 다양한 보조인자들과 시너지 효과를 내기 때문에 영양소 결핍으로 생긴 질병을 치료하고 건강을 유지해준다. 유용하고 효과적인 영양소의 기본단위인 것이다.

합성비타민과 천연비타민은 이렇게 만들어진다

제약회사의 약품이 그렇듯 합성비타민 역시 실험실에서 화학물질을 조작해 만든다. 제약회사가 전매특허를 낸 제조법(몇 가지 화합물을 가지고 10여 단계의 과정을 거친다)은 만들고자 하는 비타민의 분자

구조를 흉내 내도록 고안된 방법이다. 제약회사는 화학물질들을 어떤 식으로 조작해야 약품이 되는지를 잘 안다. 내가 이런 말을 하는 까닭은 합성비타민은 전적으로 화학물질을 이용해 만든다는 것을 강조하고 싶기 때문이다.

합성비타민의 원재료는 '천연'이나 '유기농'일 수도 있다. 하지만 생산 과정을 모두 거친 합성비타민에는 천연이나 유기농이라 이름 붙일 수 있는 물질이 거의 남아 있지 않다. 게다가 생산 과정에서 콜타르나 석유화학제품을 첨가하기 때문에 독성을 띨 수도 있다.

합성비타민B_1을 예로 들어보자. 화학자들은 먼저 콜타르로 비타민을 만들 기본물질(이하 '배지')을 만든다. 그다음에는 콜타르에 염산 같은 물질을 부어 침전물(두 반응 물질이 결합하며 생긴 결과물)을 만들고, 비타민B_1과 화학구조가 같은 물질이 나올 때까지 발효를 비롯해 제약회사에서 특허를 낸 다양한 과정, 즉 화학물질을 첨가하거나 특별한 화학반응을 일으키거나 열을 가하거나 식히는 것 같은 과정을 거친다. 마침내 비타민B_1과 화학구조가 같은 물질이 나오면 수분을 제거하고 물질의 순도를 측정한다. 이렇게 해서 나온 합성비타민 물질은 유통업자에게 넘어가거나, 또 다른 추가 과정을 거쳐 상품으로 만들 제조업자에게 넘어간다.

제조업자들은 다양한 방법으로 시장에 내놓을 완제품을 만든다. 알약 형태로 만들기 위해 첨가제나 고착제를 필요한 만큼 집어넣는다. 첨가제나 고착제는 독성물질일 수도 있고 아닐 수도 있다. 첨가제 없이 알약으로 만드는 경우도 있고, 소나 돼지의 가죽으로 만든 젤라틴 캡슐에 넣기도 하고, 섬유소 같은 식물성 재료로 만든 캡슐(배지캡)에 포장하기도 한다.

자연식품을 이용한 비타민B1 보충제는 합성비타민과는 전혀 다른 과정을 거쳐 만들어진다. 우선 추출하고자 하는 비타민이나 영양소가 들어 있는 맥아, 쌀눈 같은 식물을 수확해 깨끗이 씻는다. 씻은 식물을 커다란 통에 넣고 정제수를 붓고 여과기로 걸러 여과액을 모은다. 여과 과정을 거치는 이유는 섬유소처럼 소화가 잘되지 않는 단단한 부분을 제거하기 위해서다. 이렇게 추출한 여과액에는 영양소와 시너지 효과를 내는 보조인자가 모두 들어 있다.

여기서 한 가지, 섬유소는 그 자체로 영양소는 아니지만 인체에 들어갔을 때 아주 중요한 작용을 한다는 사실을 명심하자. 섬유소는 장을 청소하고 장이 활발하게 운동하도록 도와준다. 누구나 섬유소를 많이 섭취하는 건강하고 건전한 식습관을 들여야 한다. 그러나 천연비타민처럼 자연식품을 농축해 제제로 만들 때는 섬유소를 제거해야 한다. 그래야 다른 영양소가 더욱 빨리 효과적으로 체내에 흡수된다. 비타민A를 비롯한 여러 영양소와 섬유소를 한꺼번에 먹으려면 브로콜리를 먹으라고 추천하는 바이다. 하지만 비타민A를 조금 더 많이 섭취할 필요가 있을 때는 채소로 만든 음료수를 마시거나 자연식품으로 만든 영양보충제를 먹는 게 좋다.

섬유소를 제거한 뒤에는 농축액을 건조시킨다. 농축액은 보통 낮은 온도에서 자연 건조시킨다. 합성비타민처럼 높은 온도에서 건조하거나, 얼리거나, 이산화탄소 같은 화학물질을 넣으면 영양소가 거의 파괴된다.

건조가 끝나고 품질 점검을 거치면 포장을 한다. 자연식품으로 만든 영양보충제 제조업자들은 식물성 섬유소로 만든 배지캡에 건조시킨 가루를 넣거나 알약으로 만든다. 이때 고착제나 감마제, 스테아린산 마그네슘 같은 인공첨가제는 넣지 않는다.

이제 당신은 합성비타민이 천연비타민과는 근본적으로 다르다는 것을 확실히 이해했을 것이다. 살펴봤듯, **합성비타민은 자연이 만든 식품이나 식물 속에 한 번도 머문 적이 없는 순수한 합성물질이다. 합성비타민의 결정 형태는 합성약품이 그렇듯 수천 년 이상 바뀌지 않을 정도로 아주 안정적이다. 그러나 변하지 않는 진실은 자연과 합성비타민은 전혀 관계가 없다는 것이다!**

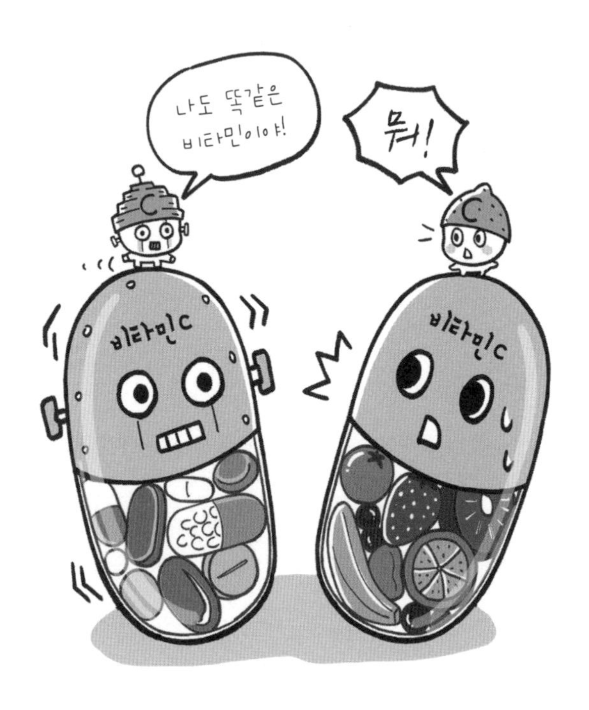

천연비타민은 과일, 채소, 기타 식물 같은 식품 및
약효가 있는 자연물로 만들지만
합성비타민은 자연이 만든 식품이나
식물 속에 한 번도 머문 적이 없는 순수한 합성물질이다.

합성비타민은 나쁜 '약'이다

불행하게도 합성비타민을 옹호하는 과학적 토대는 점점 단단해졌다. 인체의 생물학적 청사진을 담고 있는 디옥시리보핵산(DNA)은 1944년에 발견되었으며, 1년 뒤에는 라이너스 폴링(Linus Pauling) 박사에 의해 현대 분자생물학의 기초가 마련되었다. 폴링 박사는 합성비타민을 대량으로 복용할 수 있는 기반을 다지는 동시에 비타민 복용을 열렬히 주창하는, 특히 합성비타민C를 많이 먹어야 한다고 주장하는 사람이 되었다.

또 다른 이정표는 1954년에 세워졌다. 네브래스카 의과대학교 명예교수인 던햄 하먼(Denham Harman) 박사는 비타민C, 비타민E 같은 항산화제가 자유라디칼을 중성화시켜 수명을 연장한다는 '노화에 관한 자유라디칼 학설'을 세웠다. 하먼 박사의 생각은 단순했다. 전자의 불균형 때문에 생긴 자유라디칼 분자는 DNA를 비롯한 여러 세포 부위를 손상시키는데, 비타민C나 비타민E 같은 항산화제가 자유라디칼 분자와 결합하면 중성화되면서 체내에서 쉽게 배출된다고 생각한 것이다(지금은 비타민C와 비타민E 같은 비타민이 완전한 복합체 형태일 때만 강력한 항산화 작용을 한다는 사실이 밝혀졌다).

1956년에 로저 윌리엄스 박사는 '생화학적 · 영양학적 개별성'이라는 개념을 발표했다. 엄청난 양의 해부적·유전적·생화학적 자료를 근거로 사람마다 필요한 영양소와 그 양이 다르다는 주장이다. 그는 공식적으로 발표된 '하루 최저 필요량(MDR)'과 '1일 영양권장량(RDA)'을 "실제로는 기준을 만들 수 없는 것을 통계적 기준이라며 제시한 것"이라고 생각했으며 "개인이 저마다 필요한 섭취량을 찾기 위해 노력하는 것만이 유일한 논리적 해법"이라고 했다.

라이너스 폴링 박사도 윌리엄스 박사와 생각이 같았다. 1968년에 폴링 박사는 영양의학을 위한 이론적 토대를 세웠다. 분자생물학을 일반인이 이해할 수 있는 언어로 소개하고, '분자교정의학'이라는 개념을 제시하면서 "생화학적으로 '정상'이라고 여겨지는 물질(합성영양소와 합성비타민을 포함)을 복용해야 한다"고 권고했다.

화학적으로 유도한 영양소는 생화학적 자극을 활성화시키기 때문에 처음에는 과학계에서 "합성물질이 건강에 도움이 된다"고 믿었다는 사실을 기억해야 한다. 그러나 과학계는 면역계와 합성물질이 전쟁을 벌이기 때문에 결국 건강이 악화된다는 사실을 깨닫지 못하고 있었다.

합성영양제는 제약회사에서 만드는 물질에 비하면 아주 약하지만 역시 부작용이 있으며 독소도 있다. 그리고 대부분의 약품이 그러하듯 처음에는 몸에 긍정적인 화학적 변화를 유도한다. 예를 들어 나이아신(비타민B_3)은 혈액 속 콜레스테롤 수치를 낮춘다. 그러나 질병의 증상을 없애는 합성영양제는 '나쁜 약'일 뿐이다. 제약회사에서 만든 영양보충제를 옹호하는 사람들은 그런 보충제가 건강에 도움이 된다고 주장하지만, 실제로는 화학적으로 만든 다양한 물질들만큼 혹은 그보다 더 많이 건강을 해친다. 기간이 걸리더라도 증상을 확실히 뿌리뽑으려면 근본적으로 식습관과 생활습관을 바꾸어야 한다.

1955년 이후로는 자연식품으로 만든 비타민의 기능을 연구하기 시작했다. 그 결과 천연비타민은 영양소 결핍증을 치료할 뿐만 아니라 의학적으로도 활용 가치가 있음이 밝혀지고 있다. 자연식품으로 만든 비타민 보충제를 복용하면 현재의 건강뿐만 아니라 미래의 건강까지도 보장될 것이다.

'진짜' 비타민은 대체품이 없다

일찍이 1930년대부터 비타민의 정의를 둘러싼 논쟁이 시작되었다. 일부 건강 전문가들은 식품과 식물에서 자연적으로 만들어진 비타민만 진짜 비타민이라고 생각한다. 그러나 비타민을 합성하는 과학자들은 자연이 만든 비타민과 화학구조가 비슷한 합성물질을 비타민이라고 정의했다.

합성비타민 복용에 반대한 천연식품 및 천연약품 옹호자 중에는 유명인사도 있다. 일찍이 천연비타민을 복용하라고 주장한 로열 리(Royal Lee) 박사도 그들 중 한 명이다.

위스콘신주 도지빌 근처에 있는 농장에서 자란 리 박사는 초등학교 때부터 과학과 영양에 관심이 많았다. 열두 살 때는 공책에 생화학과 영양에 관한 정의를 정리했고, 두 주제를 다룬 책을 모으기 시작했다. 1924년에 위스콘신주 마케트 치의대를 졸업한 리 박사는 '영양소의 중요성'에 특히 관심이 많았다. 1923년에 그가 저술한 논문을 보면 치아 부식과 비타민 결핍의 관계에 관해 간략하게 설명하고, 비타민 섭취의 필요성을 알렸다. 훗날 리 박사는 식품에 합성영양제를 첨가하려는 사람들과 용감하게 맞서며 식품에 합성비타민을 포함하는 것이 얼마나 위험한지를 분명히 보여주었다. 지금까지도 리 박사는 '전통 자연의학을 보존하기 위해 노력했고, 용기 있게 헌신했다'는 평가를 받고 있다.

비타민을 둘러싼 논쟁은 지금도 계속되고 있다. 논쟁의 핵심은 '사람이 만든 합성비타민도 비타민으로 볼 것인가, 자연식품을 기반으로 하는 비타민만 진짜 비타민으로 볼 것인가'이다. 흥미롭게도 사람들은 화학자의 정의를 더 많이 받아들이고 있는 것 같다.

많은 사람이 비타민에 관한 화학자들의 정의를 받아들이는 이유는 1930년대에 소개된 뒤 우리 사회에 강하게 뿌리를 내린 '화학을 통해 더 나은 삶을 살 수 있다'는 믿음 때문이다. 그 무렵 화학과 기술은 못할 일이 없어 보였다. 화학자들의 업적을 직접 목격한 사람들은 화학에 매혹되었고, 천연과 합성의 경계는 점차 모호해졌다. 이러한 현상은 오랜 시간에 걸쳐 형성된 집단의식의 일면이기 때문에 사실 놀랄 일은 아니다. 영양보충제 업계는 해마다 수십억 달러를 벌어들이면서 대중의 의식에 영향을 미치고 그 의식이 바뀌지 않게 하기 위해 해마다 수백 달러를 투자해오지 않았는가.

화학자들은 분자 수준에서 천연비타민과 비슷한 부분이 있으면 비타민 추출물도 비타민이라고 정의한다. 하지만 자연이 만든 식품 속에는 화학자가 분석할 수 없는 4가지 요소가 있다. 호르몬(Hormone), 산소 함량(Oxygen content), 식물영양소(파이토케미컬 Phytochemical), 효소(Enzyme)가 그것이다. 내가 근무하는 히포크라테스건강연구소에서는 이 요소들의 영문 첫 글자를 따 'H.O.P.E'라고 부른다. 신체의 영양적·전자기적 필요조건을 채우고, 건강을 지키고, 세포가 제대로 기능하는 데 꼭 필요한 요소들이다. 이 요소들은 비타민과 미네랄의 활동을 조절하기 때문에 비타민과 미네랄만큼 중요하지만, 그렇게 생각하는 화학자들은 많지 않다.

화학자들이 제시한 비타민의 정의에 찬성하지 않는 사람들은 비타민은 식물과 식품에 들어 있는, 자연이 만든 살아 있는 물질 속에서만 만들어진다는 것을 이해하는 사람들이다. 이들은 분자 구조가 비슷하다는 이유로 합성비타민도 비타민이라는 주장을 받아들이지 않는다. 플라스틱으로 만든 식물 모형을 생각해보자. 생긴 모습은 분명히 식물이지만, 그 모형을 진짜 식물이라고 할 수 있을까? 살아 있는 비타민과 죽은 비타민의 차이는 삶과 죽음만큼이나 크다.

그러면 비타민의 일부만 추출해 화학적으로 합성한 물질을 진짜 비타민이라고 할 수 있을까? 이는 반드시 대답해야 하는 아주 중요한 문제다. 어쩌면 80여 년 동안 천연비타민 생산자들과 합성비타민 생산자들이 꾸준히 제기해온, 겉으로 드러나지 않았던 논쟁을 처음으로 살펴보는 기회일 수도 있다. 이 책이 '진짜 비타민'의 정의를 깨닫고 이해하는 데 도움이 되면 좋겠다.

53쪽의 크로마토그래피 사진을 보자. 크로마토그래피 기술은 뉴욕 스프링 밸리에 있는 생화학연구소에서 끝없이 노력한 에렌프리드 E. 파이퍼(Ehrenfried E. Pfeiffer)와 그의 동료들 덕분에 활용할 수 있게 되었다.

이 크로마토그래피는 "식품에 첨가하는 합성비타민과 무기농 물질은 자연이란 연구실에서 여러 가지 천연보조인자를 적절하게 섞어 만든 비타민과는 본질적으로 다르다"는 사실을 보여준다. 이는 화학 분석 결과가 동일하다고 해도 사람은 자연이 만든 것을 흉내 낼 수 없다는 뜻이다.

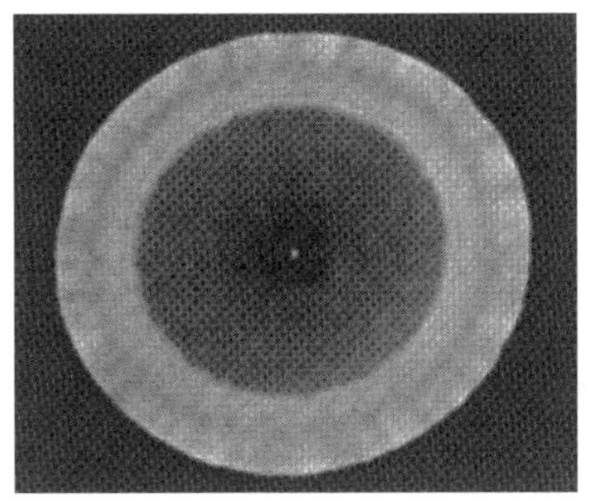

합성비타민C (아스코르빈산)
전형적인 아스코르빈산 고리. 생명활동을 하는 성분이 없다.

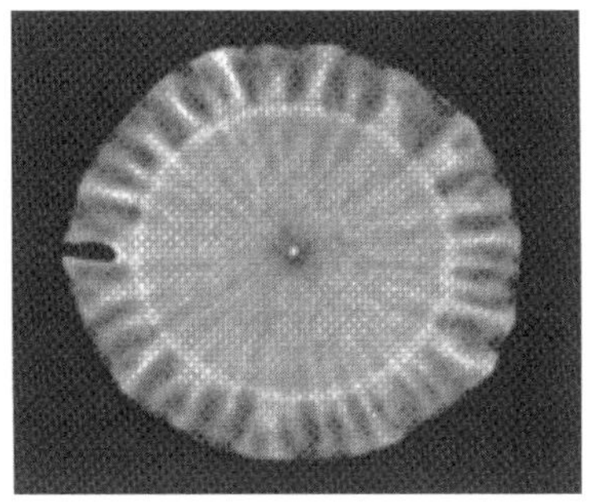

천연비타민C (아세로라)
경계가 울퉁불퉁하고, 진한 방사 모양이 보인다. 내재성 인자, 비타민, 효소가 활발하게 활동하고 있다는 증거다.

만일 사람들이 천연비타민과 합성비타민은 영양학적으로 다르다는 사실을 인정하고 자연을 흉내 내려는 노력을 이쯤에서 멈춘다면 인류의 영양학적 복지는 분명 크게 개선될 것이다.

천연비타민을 섭취하려면 무엇보다 전 세계적으로 토양의 질을 개선하고 식품에서 빠져나간 영양소를 보충하는 일이 시급하다(유기농가도 마찬가지다). 토양의 질을 개선하려면 윤작(같은 땅에 여러 농작물을 해마다 바꾸어 심는 일)을 하고 유기농법을 주요 농업기술로 채택해야 한다.

수십 년 동안 파괴돼온 토양이 복구되어 건강해지기까지는 오랜 시간이 걸릴 것이다. 그때까지 우리가 할 수 있는 일은 합성영양제가 아닌, 자연으로 만든 제대로 된 영양보충제를 먹는 것뿐이다. 토양을 보존하는 유기농법으로 재배한 식물로 만든 것을 말이다.

천연이든 합성이든 영양제는 몸에 들어가면 매한가지다?

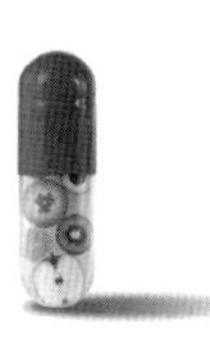

내가 있는 연구소는 지난 20여 년 동안 영양학의 역사에 독특한 족적을 남길 만한 실험을 진행해왔다. 우선 합성영양제를 먹고 있던 1만 1000명의 혈액을 고배율 현미경으로 관찰하고, 자연식품으로 만든 영양보충제와 자연식품만을 섭취하는(우리 연구소는 이 식단이 세상에서 가장 훌륭한 식단이라고 자부한다) 입주 프로그램을 3주간 진행한 후에 혈액 속 영양소의 양을 측정했다. 특히 세포의 건강도를 나타내는 적혈구와 백혈구의 수적 변화에 대한 관심을 가지고 비교했다. 두 혈구가 증가하면 건강해진 것이고, 줄어들면 영양소 흡수에 장애가 생기고 세포에 영양결핍증이 생기는 것을 의미한다.

그 실험으로 얻은 결과는 20년 동안 한 번도 바뀐 적이 없었다. 1만 1,000명의 혈액을 검사하니 제약회사에서 만든 합성영양제는 거의 흡수되지 않고 혈액 속에 남아 있었다. 또한 어떤 영양소가 흡수되는지를 알아보려고 스펙트라셀 기술로 백혈구를 조사한 결과, 3주간의 입주 프로그램을 마친 사람들보다 입주 프로그램을 진행하기 전에 합성영양제를 섭취해온 사람들의 세포가 영양소 결핍 정도가 더 심했다.

자세히 말하면, 연구소에 입소하기 전까지 합성비타민을 복용한 사람 중 75%가 프로그램을 마친 뒤에 영양 상태가 크게 향상되었다. 3주라는 짧은 시간 동안 영양소 결핍이 개선된 것이다. 이는 화학연구소에서 만든 영양보충제는 복용할 필요가 없다는 것을 뜻한다. 또한 인체는 천연영양소를 흡수하고 저장하는 것만으로 면역계를 활성화하고 건강을 회복하는 놀라운 능력을 가졌음을 발견한 것이다.

합성영양제를 듬뿍 먹어온 사람이 여러 가지 약물중독 증세를 보인다는 사실도 알아냈다. 내 눈으로 직접 확인한 충격적인 경우만도 수십 건이 넘는다. 정맥으로 영양소를 주입하는 것을 포함해 더 이상 합성영양제를 복용하지 않자 금단증세로 사시나무 떨 듯 떠는가 하면, 눈동자가 뒤로 돌아가고 비 오듯 땀을 흘리는 사람도 있었다.

정말 무시무시한 광경이었다. 딱히 아픈 곳이 있어서 그런 것은 아니었다. 그저 합성영양제가 독소로 작용한 증거일 뿐이었다.

이 임상실험을 통해 우리는 자연물질과 합성물질이 인체에 미치는 생물적 효과를 확인할 수 있었으며, "천연영양소와 천연영양소를 모방한 합성영양소의 분자 구조는 다르지 않다"는 화학자들의 주장과 달리 두 물질은 엄연히 다르다는 것을 확인할 수 있었다.

2002년 〈화학정보 및 컴퓨터과학 저널〉에는 천연화합물과 합성화합물의 분자적 차이를 기술한 논문 '약물, 천연제품, 합성화학으로 만든 분자의 차이'가 발표되었다. 논문의 공동 저자인 캐나다의 미클로스 페헤르(Miklos Feher)와 조너선 슈미츠(Jonathan Schmidt)는 "천연분자는 합성분자와 본질적으로 다르다"고 단정 지었다. 두 사람은 "기존의 연구들은 천연제품과 천연제품 파생물, 천연요소와 합성요소를 모두 포함하는 분자를 구별하는 데 실패했다"면서 3가지 물질(합성제약, 천연물질과 합성물질이 모두 들어 있는 화합물, 순수한 천연물질)을 동시에 비교하는 연구를 진행했다. 그 결과 천연물질은 알려진 것보다 훨씬 다양하고 특별한 방식으로 생명활동에 관여한다는 것을 발견했다. 인체에 미치는 유익성은 합성물질과 일부만 천연인 물질은 순수한 천연물질을 전혀 따라잡지 못했다.

천연분자가 훨씬 뛰어난 기능을 발휘하는 이유는 4배나 많은 '비대칭 중심' 때문이다. 정사면체 구조의 분자는 핵에 결합하는 4개의 원자 또는 원자단이 모두 다를 때 비대칭성이 되는데, 이때 정사면체의 중심에 있는 분자를 '비대칭 중심'이라고 한다. 비대칭 중심은 분자가 인체에 흡수될 수 있도록 물질을 결합시키는 역할을 한다.

순수한 천연물질에는 합성물질이나 일부만 천연인 물질보다 무거운 원자가 훨씬 많고, 산소 원자도 2배가량 더 많다. 이런 원자들의 확산 속도는 순수한 천연물질, 합성물질, 일부만 천연인 물질이 모두 다른데 천연물질이 훨씬 유익한 방식으로 확산된다. 광합성과 여러 탄수화물을 만드는 방식도 천연제품의 산소 함량을 높인다. 이 같은 특성이 천연분자를 훨씬 효율적으로 흡수되고 확산되게 하기 때문에 천연분자는 합성분자보다 생명활동이 활발하고 건강에도 크게 도움이 될 수밖에 없다.

천연영양소와 합성영양소의 분자가 다르다는 또 다른 근거는 뉴욕 록펠러대학교 세포 및 분자생물학자인 군터 블로벨(Gunter Blobel) 박사가 찾았다. 블로벨 박사는 이 업적으로 1999년에 노벨 생리학상을 받았다.

박사는 "단백질에는 어떤 세포에 붙어 흡수될 것인지를 결정하는 고유 신호(정보)가 있다"면서 "영양소는 그저 영양이 부족한 세포를 찾아 몸속을 하염없이 떠돌아다니는 것이 아니라 영양소마다 고유한 주소와 우편번호가 있어 주소와 우편번호가 같은 세포를 향해 직접 이동한다"고 했다. 이는 생명체가 구축한 자연의 운송체계라 할 수 있는데, 실험실에서 합성한 물질은 이 같은 자연의 운송체계를 흉내내지 못한다. 이런 효율적이고 명료한 운송체계 덕분에 천연영양소가 합성영양소보다 훨씬 흡수가 잘되고 생체이용률이 높은 것이다.

신체의 윤활유로서 중요한 항산화제로 알려져 있는 비타민E를 비교해보면 이 점을 더욱 분명하게 확인할 수 있다. 1998년 〈분자교정의학지〉에 실린 논문 '의학에서 산화스트레스와 항산화제에 관한 최신 발견들'에서 존 스미디스(John Smythies) 박사는 다음과 같이 주장했다.

> 비타민E가 심장마비를 효과적으로 예방하려면 천연비타민E를 하루에 400~800mg 정도 먹어야 한다. 합성비타민E는 효과가 좋지 않다. 천연비타민E에는 다양한 알파토코페롤 입체이성체가 들어 있지만, 합성비타민E에는 하나밖에 없다. 이는 중요한 차이점이다.

비타민 연구의 선구자인 로열 리 박사는 "영양소, 효소, 조효소, 항산화제, 미량원소가 공동 작업을 수행해야 진짜 비타민이다"라고 했다. **비타민은 생물적 복합체다. 비타민이 유용한 역할을 수행하려면 세포 환경의 다양한 변수를 가진 다양한 단계에서 생화학적 상호작용이 일어나야**

하며, 모든 보조인자가 포함된 비타민복합체로 존재하고 활동하면서 시너지 효과를 내는 것이 필수다. 상업적으로 시판하기 위해 단독으로 분리된 비타민은 세포 안에서 제 기능을 수행하지 못한다. 몸에 들어가면 오히려 독소로 작용하는데, 면역계를 교란해 결국 질병을 일으킨다. 그렇기 때문에 합성물질은 더 이상 비타민이라고 할 수 없다.

1965년에 미국 환경의학학회를 공동 설립한 테론 랜돌프(Theron Randolph) 박사는 일반 예방의학뿐만 아니라 식품과 화학알레르기 분야에서 선도적인 연구를 수행하고, 300편이 넘는 의학 논문과 4권의 책을 쓴 권위자다. 박사는 합성영양소와 천연영양소의 차이를 명료하게 설명했다.

> 합성물질과 천연물질의 화학구조가 같다고 해도, 천연물질을 먹었을 때 아무렇지 않았던 사람이 합성물질을 먹었을 때는 화학적으로 민감한 반응을 일으킬 수 있다. 이는 합성비타민에 대한 반응을 연구하는 임상실험에서 자주 확인된다. 특히 천연물질을 먹었을 때는 전혀 문제가 없는 비타민B_1과 비타민C의 경우가 그렇다[팀 오시(Tim O'Shea), '천연비타민: 아스코르빈산은 비타민C가 아니다'].

이해하기 힘들겠지만, 합성물질과 천연물질의 화학구조를 잠깐 설명하겠다. 천연비타민의 일부를 추출해 만든 합성비타민은 L형과

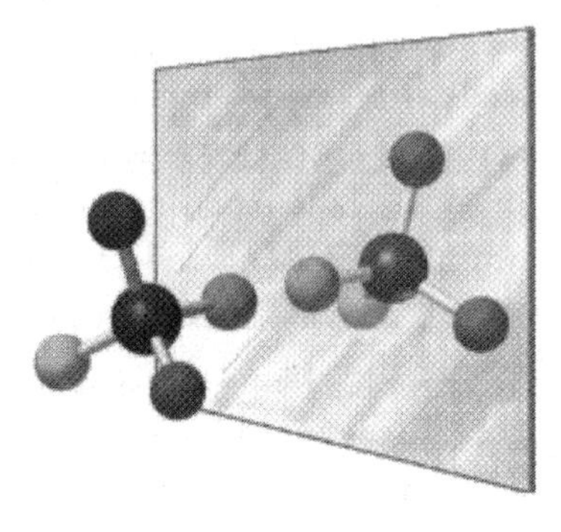

L형 합성비타민과 D형 합성비타민은
서로에게 기하학적 거울상이다.

D형으로 나뉜다. L형은 분자의 회전 방향이 왼쪽이고 D형은 오른쪽이며, 서로가 서로에게 기하학적 거울상이다. 영양소 분자의 기하학적 형태는 영양소의 생체이용률에 아주 중요하다.

왼쪽과 오른쪽으로 나뉘는 분자의 회전 방향을 '분자의 비대칭성'이라고 한다. 비타민 같은 유기분자는 비대칭성이다. 복잡한 분자는 대부분 비대칭성이다. 비대칭성은 분자가 생명체에 작용할 때 아주 중요한 역할을 한다.

간단히 분자의 비대칭성을 살펴보자. 4개의 팔이 각기 다른 원자와 결합한 탄소가 있다. 이 분자가 D형이다(분자의 회전 방향이 오른쪽). 그러나 이 분자를 화학적으로 합성하면 이 형태가 거의 나오지 않는다. 설사 합성영양소나 합성비타민이 D형으로 만들어졌다고 해도 효소나 미네랄, 다른 보조인자와 함께하지 않기 때문이다. 그런 보조인자는 오직 천연물질에만 들어 있다. 비타민 보충제가 자연

그대로의 상태를 유지해야 보조인자와 함께 D형 비타민을 먹을 수 있는 것이다.

미네랄에도 비타민과 같은 원리가 적용된다. 토양에서 영양소가 빠져나가면서 많은 사람들이 크롬 결핍증을 겪고 있는데, 자연 상태에서 크롬은 당뇨병 예방에 도움이 되는 포도당 내당성 인자(GTF)를 함유하고 있다. 유기농소비자협회에 의하면, 포도당 내당성 인자는 단일 요소가 아니라 건강을 유지하고 질병을 예방하는 여러 요소를 한꺼번에 지칭하는 용어다. 그러나 합성크롬은 자연 상태의 크롬과는 다르다. 2007년 3월 유기농소비자협회 홈페이지에 실린 기사 '천연 혹은 자연식품 보충제 VS. 추출한 화학물질'에는 "시장에서 판매하는 크롬 제품은 대부분 피콜린산 크롬으로, 실험실에서 추출한 단일 성분이다"라는 글이 실렸다. 이러한 주장을 한 과학자는 "합성크롬에는 포도당 내당성 인자가 없다"면서 "합성크롬을 복용하는 것은 현명하지 않다. 건강에 도움이 되지 않을뿐더러 돈을 낭비하는 일이다"라고 했다.

우리 몸은 합성영양제를 외부 물질로 인식한다. 침략자이기 때문에 생존을 위협한다고 느끼는 것이다. 외부 물질이 들어오면 우리 몸은 침략자에 맞서기 위해 면역을 담당하는 백혈구를 내보낸다. 합성영양제를 물리치는 데 많은 백혈구가 투입되면 정말로 맞서 싸워야 하는 해로운 미생물(바이러스와 세균), 스피로헤타(Spirochetes. 라임병을 일으키는 특이한 나선형의 가늘고 긴 미생물), 암을 유발하는 돌연변이 세포에 적절하게 대응하지 못하게 되고 그 영향으로 병에 걸릴 확률은 훨씬 높아진다.

신체조직과 기관에서 독성물질을 배출하는 기능도 합성물질은 천연물질에 비해 훨씬 떨어진다. 많은 필수비타민과 미네랄이 해독 작용과 면역력 강화 작용을 한다. 비타민C는 강력한 해독제다. 고기를 조리할 때 생기는 부산물로서 소화기에 암을 일으킨다고 알려진 니트로사민을 몸밖으로 내보내는 기능을 비교한 연구에서, 합성비타민C는 천연비타민C와 달리 니트로사민을 의미 있는 수준까지 제거하지 못했다. 이 연구 결과는 1994년 〈터프츠대학교 건강과 영양 보고서〉에 실려 있다. "자연 상태에서 만들어진 비타민은 식품에 들어 있는 수백, 심지어 수천에 이르는 다양한 생화학물질과 복잡하게 상호작용한다." 천연비타민이 합성비타민보다 훨씬 효과적인 이유는 바로 이 시너지 효과 때문이다.

믿고 싶지 않겠지만, 현재 세계 곳곳에서 시판되는 비타민C는 대부분 추악한 진실을 담고 있다. 합성비타민C는 감기 같은 질병을 예방하기는커녕 신체조직과 면역계 같은 중요한 부위에 또 다른 독성으로 작용한다. 식품에서 추출한 천연비타민이라고 해도 보조인자 없이 먹으면 효과가 없다.

식품에서 한 가지 비타민만 추출하는 것은 그 비타민이 제대로 기능하는 데 필요한 보조인자를 인위적으로 없애는 것과 같다. 예를 들어 오렌지에서 비타민C(아스코르빈산)만 추출하면 비타민C가 완벽하게 기능하는 데 필요한 바이오플라보노이드를 섭취하지 못하게 된다. 아스코르빈산이나 비타민C 일부를 추출하거나, 비타민과 보조인자를 따로 먹는 것보다 식품을 온전히 농축해 먹는 것이 훨씬 좋다. 로라 메이슨 스카보로(Laura Mason-Scarborough) 박사는 통합소아학협회 웹사이트에 올린 글에서 천연비타민과 합성비타민의 차이를 이렇게 설명했다.

"비타민C라고 적혀 있는 합성영양제를 구입하면 무엇을 먹게 될까? 소비자는 비타민C의 일부인 아스코르빈산과 정제된 옥수수당을 먹게 된다. 아스코르빈산은 인체에 아주 강력한 작용을 하는데, 그 역할은 영양소라기보다는 약에 가깝다."

합성비타민C는 천연비타민C가 제공하는 생체이용률과 면역력 강화 작용을 일부만 제공한다. 이 같은 사실을 직접 확인하고 싶다면 감기 기운이 느껴질 때 간단한 테스트를 해보라.

우선, 비타민C가 가장 많이 농축되어 있는 암라베리에서 직접 추출해 만든 천연비타민C를 권장량만큼 먹는다. 그리고 매일 증상이 어떻게 변하는지 기록한다. 꾸준히 정기적으로 천연비타민C를 먹으면 감기에 걸리는 횟수가 줄어들고 감기에 걸려도 증상이 약할 뿐만 아니라 감기에 걸릴 기회조차 없을 수 있다. 꾸준히 합성비타민C를 먹어온 사람이라면 합성비타민C와 천연비타민C를 복용했을 때 어떤 차이가 있는지를 비교해보자. 직접 이 테스트를 해본 사람들은 엄청난 차이가 있다며 놀라워했다. 물론 천연비타민C가 합성비타민C보다 월등히 뛰어났다.

영양보충제의 품질을 따져본 적이 있는가?

비타민이 질병을 예방하고 건강을 증진한다는 사실은 알지만, 비타민 보충제의 품질에 관해서는 얼마나 알고 있는가?

오늘날 생산되는 비타민 보충제는 거의 합성 목록에 들어간다. 100% 합성물질이거나 합성물질에 천연 재료를 한두 가지 섞은 것이다. 순수한 천연비타민은 식품으로만 만들 뿐 합성비타민이나 합성영양소가 전혀 들어가지 않는다.

자연식품 판매점, 식료품점, 약국, 대형 소매점 같은 곳에서 볼 수 있는 합성영양제는 대부분 알약, 캡슐, 젤 캡슐, 파우더 형태다. 이런 제품들도 3가지 종류로 나뉘는데, 제품마다 뚜렷한 차이가 있다.

■ 천연 재료로 배지를 만들고 합성비타민이나 합성영양소를 첨가하는 제품

천연 재료는 흔히 아세로라나 로즈힙 같은 허브를 쓰며, 다양한 식물을 섞는 경우도 있다. 아세로라 같은 재료로 만들었다고 주장하는 비타민C 제품 중 상당수가 합성아스코르빈산이나 아스코르빈산염을 섞는다. 많은 종합비타민 제품이 라벨에 적힌 효능을 가진 합성물질을 천연 재료에 섞어 만든다.

■ 효모나 해조류처럼 특별히 '기른' 물질(식품 원료 혹은 자연식품 원료로 불린다)로 만들었다는 제품

이런 제품은 보통 효모나 해조류 같은 재료에 합성비타민을 첨가해 만든다. 제조사는 효모나 해조류 같은 천연물질이 들어 있다는 이유로 '천연'이라고 부른다. 그러나 이런 제품은 합성비타민이나 합성영양소가 들어가기 때문에 절대 천연이 아니다. 이는 꼼꼼한 소비자조차 확인하지 못하도록 라벨에서 감추는 내용이다. 라벨을 읽는 소비자가 오히려 틀린 정보에 현혹되고 속는 것이다.

합성영양소를 섞을 배양 배지를 만드는 제조사가 자체적으로 제품을 만들어 다른 이름으로 유통하는 경우도 있다. 이런 제품은 배양 배지, 즉 '천연' 배지가 들어가기 때문에 라벨에 '천연 원료 사용'

이나 '식품을 섭취하면 얻을 수 있는 효능'이라고 적을 수 있다. 모두 소비자가 천연영양제를 먹고 있다고 믿게 하는 기만적 행위다.

비타민 회사는 대부분 몇몇 약품 제조회사에서 만드는 화합물로 만든, 동일한 합성비타민을 가지고 판매 경쟁을 벌인다. 비타민 회사들은 이름과 라벨을 다르게 제조한 뒤 '자사 제품이 더 효능이 높다'고 주장한다. 그러나 합성비타민이나 합성영양소의 효능이 높을수록 그 제품은 부작용도 클 수 있기 때문에 실제로는 건강을 해칠 수 있다.

한마디로, 시판되는 비타민 보충제의 효능은 거의 대부분 합성비타민의 효능이다. 비타민 제조회사는 대부분 합성비타민의 원료를 모두 표기하지 않아도 된다는 라벨 표기 규정에 관한 법률상의 허점을 이용해 고의로 소비자를 속이고 있는 것이다.

■100% 천연 재료로 만든 비타민

진짜 천연 재료로 만든 비타민 보충제는 '자연 발생'이나 천연식품임을 인증하는 마크가 있다. 100% 천연 재료로 만든 비타민은 효능이 즉각적으로 나타나지 않지만 결과적으로 합성비타민보다 훨씬 효과가 좋다. 그 이유는 단순하다. 천연비타민은 부작용 없이 몸에 쉽게 동화되기 때문이다.

합성물질이 우리 몸에 얼마나 쓰일까?

어째서 자연이 만든 비타민만이 부작용 없이 건강에 좋은 효과를 나타내는 걸까? 가장 큰 이유는 자연이 만든 비타민의 생체이용률이 월등히 높기 때문이다.

식품에 들어 있는 영양소를 몸이 쉽게 소화하고 흡수하는 것을 '생물이 영양소를 생물학적으로 이용했다'라고 표현한다. 천연비타민과 합성비타민을 비교한 실험들은 합성비타민은 천연비타민에 비해 생체이용률과 활성도가 낮다는 것을 증명한다.

흔히 사람은 소화 흡수에 능숙하기 때문에 무엇을 먹든 우리 몸은 영양소를 잘 흡수할 수 있다고 생각하지만, 그렇지 않다. 사람의 소화기관은 유인원이나 초식동물처럼 복잡하다. 특히 성인의 소화관은 길이가 11m 정도인 관으로 좁은 복강 안에 돌돌 말려 구겨진 채로 들어가 있다. 섭취한 음식을 소화관이 제대로 분해하고 흡수하기 위해서는 영양소가 풍부한 음식을 먹고, 장내에 유익한 미생물을 많이 보유해야 한다.

그러나 인체는 합성화학물질을 '소화'시키지 못한다. 비타민E에 관한 연구들을 보자. 1998년 오리건주립대학교 라이너스폴링연구소의 과학자들은 자원자들에게 천연비타민E와 합성비타민E를 각각

150mg씩 복용시킨 뒤에 소변검사를 했다. 그 결과 합성비타민E의 검출량이 훨씬 많았다. 이스트테네시주립대학교 영양연구소 소장인 로버트 아커프(Robert Acuff) 교수는 이처럼 천연비타민E와 합성비타민E를 비교한 연구 30건을 분석했는데, 천연비타민E가 생체이용률과 활성도 면에서 합성비타민E보다 최소한 2배 이상 건강에 좋다는 결론을 얻었다.

어떤 영양소든 소화가 되지 않으면 소용이 없을뿐더러 위험할 수도 있다. 또한 소화력이 약하면 음식에서 필요한 영양소를 제대로 흡수할 수 없기 때문에 비만이나 다른 건강상의 불균형 현상이 나타날 수 있다. 영양소의 소화 흡수율을 향상시키고 몸의 기능을 강화하는 가장 좋은 방법은 질 좋은 음식으로 영양소를 풍부히 섭취하고, 모자라는 영양소는 천연의 영양보충제로 섭취하는 것이다.

59~61쪽에서 소개했던, 합성비타민과 천연비타민 편광 실험을 생각해보자. 그 실험에서 생체이용률은 다르게 나타났었다. 천연비타민에 광선을 쏘이면 분자의 회전 방향 때문에 빛이 오른쪽으로 꺾이고, 합성비타민은 빛이 둘로 갈라져 반은 왼쪽으로 꺾이고 반은 오른쪽으로 꺾인다. 합성비타민 분자의 절반은 생물이 이용할 수 없는 방향으로 회전하는 것이다. 이것이 합성비타민의 생체이용률과 활성도가 천연비타민의 절반에 불과한 이유다. 왼쪽으로 꺾이는 분자를 인체의 세포가 흡수해 이용할 수 있는 형태로 바꿀 수 없다면

천연비타민에는
보조인자가 함께 있어서
흡수율이 높아요!
합성비타민에는
보조인자가 없어서
흡수되지 않고
배출해버려요!
배출

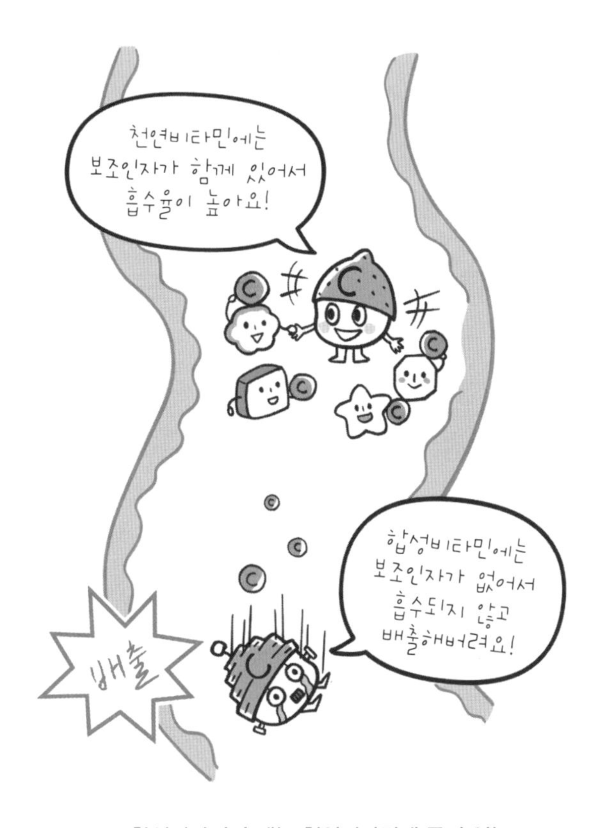

합성비타민 속에는 천연비타민에 들어 있는
보조인자들이 들어 있지 않기 때문에 우리 몸은 합성비타민을
영양소가 아닌 오염물질로 인식해 몸밖으로 배출시킨다.

이 50%는 인체에 전혀 도움이 되지 않을 뿐만 아니라 심지어 해로울 수도 있다.

합성영양제 속에는 천연비타민에 들어 있는 보조인자들이 들어 있지 않기 때문에 우리 몸은 합성영양제를 영양소가 아닌 오염물질로 인식한다. 쓸모가 없는 물질이라면 몸밖으로 배출될 수밖에 없다. 그것을 확인하고 싶다면 이동식 화장실 사업장을 찾아가면 된다. 건설 현장, 야외 공연장, 대중 집회 장소에 가면 어김없이 이동식 화장실이 있다. 조엘 월렉(Joel Wallach) 박사는《희토류와 금지된 치료법》에서 미시건주 그랜드래피즈에서 이동식 화장실 사업을 하는 친구에게 들은 이야기를 전했다.

"행사가 끝나고 이동식 화장실을 청소하다 보면 바닥에 가라앉은 수천 개의 비타민과 미네랄 알약을 볼 수 있다네."

"그것이 비타민이나 미네랄 제제인지 어떻게 아는가?"

"원어데이, 센트룸 같은 글자가 선명하게 남아 있거든."

그런데도 실험실에서 비타민의 일부만 추출해 만든 합성물질을 '진짜 비타민'이라고 여길 것인가? 그런 합성물질이 자연이 만든 비타민처럼 영양분을 제공할 수 있다고 믿겠는가? 이 물음에 당신은 "천만의 말씀"이라고 대답하길 바란다.

지난 세기에 우리는 "합성물질은 천연영양소보다 뛰어나기 때문에 충분히 대체물질이 될 수 있다"는 믿음을 형성하고 지키는 데 상당한 시간을 할애했다. 이 같은 그릇된 개념은 주로 저급한 건강기능식품을 팔아 이익을 얻으려는 사람들이 조장한 마케팅 전략에 의해 널리 퍼졌다.

화학은 우리에게 많은 이득을 주는 게 사실이다. 하지만 식품과 영양 분야에서만큼은 '아니올시다'다.

합성산업이 팽창한 만큼 음모도 많았다

합성물질에 관한 믿음은 20세기 초반의 몇십 년 동안 '화학이 삶을 더 나아지게 할 수 있다'는 확신과, 과학이 자연을 개선하고 태양이 만든 영양소를 똑같이 만들어낼 수 있다는 희망에서 시작되었다.

실험실에서 제일 먼저 만든 영양소는 비타민C다. 1933년, 스위스의 제약회사 호프만라로슈(간단히 '로슈'라고 부른다)가 오렌지 껍질에서 아스코르빈산을 추출해 처음으로 합성비타민C를 만들었다. 이때 만든 아스코르빈산은 비타민C의 효능을 내는 데 필요한 보조인자가 전혀 없는 단일 물질이었지만, 산업계에 종사하는 화학자들은 아스코르빈산이야말로 인체에 가장 도움이 되는 비타민C의 활성인자라고 주장했다.

로슈에 합성비타민C를 대량 생산할 수 있는 방법을 제시한 사람은 타도이츠 라이히슈타인(Tadeusz Reichstein, 1950년 노벨 생리의학상 수상)이다. 로슈는 비타민C를 일단 시장에 소개하고 판매 가능성을 알아보기로 했는데, 합성비타민C 판매량이 꾸준히 늘어나자 상업적으로 충분히 성공할 수 있다고 믿고 대량생산 체제를 구축했다.

그렇게 합성비타민C는 제약회사에서 합성하고 대량 생산한 13가지 합성영양소 중에서 제일 먼저 등장하게 되었으며, 사람의 몸을 치유하고 유지하는 식물영양소를 만드는 자연의 역할을 제약회사가 대신할 수 있다는 생각을 널리 퍼뜨리는 전령사 역할을 했다.

합성비타민의 인기가 처음부터 높았던 것은 아니다. 처음에 합성비타민을 먹는 사람은 많지 않았다. 그러나 2차 세계대전 기간에 정부가 전투식량과 병사들 급식에 합성비타민C를 넣자 기업도 자사 제품에 합성비타민을 첨가하기 시작했다. 2차 세계대전이 끝나고 합성비타민이 널리 보급되면서 건강기능식품 판매점과 약국에서 합성비타민 제품을 적극적으로 판매했다. 이 무렵부터 기업은 대중에게 '영양 강화'의 중요성을 알리기 시작했다. 결국 영양소 첨가식품과 합성비타민을 많은 사람들이 찾게 되었다.

비타민C에 이어 1938~1947년에는 비타민A, 비타민B_1, 비타민

B_2, 비타민E, 비타민K_1가 만들어졌다. 이 무렵 미국이 전시에 병사들 식량에 영양을 강화했다는 사실이 알려지면서 국제적으로 합성비타민에 관한 관심이 증가했다. 1950년대부터는 더 많은 사람들이 비타민에 관해 알게 되었고 비타민 보충제를 구입할 경제적 여유가 생기면서 비타민 제품을 일상적으로 복용하게 되었다.

건강기능식품과 의약품을 제조하고 유통하는 많은 회사들은 합성비타민을 만들어 다양한 이름으로 팔기 시작했다. 이런 회사들에 합성비타민 물질을 공급하는 제조사는 한두 곳뿐이었다. 들어간 재료의 양에 따라 회사마다 제품의 효능을 각기 다르게 선전했지만, 소비자에게 정확히 어떤 차이가 있는지는 알려주지 않았다. 합성비타민이 일상 식품으로 성장하자 가격은 내려갔고, 더 많은 소비자가 싼 가격에 매일 영양보충제를 먹을 수 있게 되었다.

영양보충제 시장이 커지면서 식품에 합성영양소를 첨가하고 비타민을 만들어 판매하고 라벨을 붙이는 일을 포함한 비타민 산업을 몇십 개 화학·의학 회사가 통제해온 것이 사실이다. 이런 상황에서 음모가 개입될 여지는 없었을까? 아니면 음모가 있었는데, 우리가 모르는 걸까? 이는 가볍게 넘길 수 있는 일이 아니다.

합성비타민 업계의 음모라는 말을 처음 사용한 곳은 미국 법무부였다. 1999년 5월 20일, 미국 법무부 소속 조엘 클레인(Joel Klein)

검사는 거대 기업인 호프만라로슈 기업을 비롯해 여러 제약회사와 화학회사가 주도하는 기업연합에 10억 달러에 가까운 벌금을 구형하면서 그 이유를 다음과 같이 제시했다.

> 이 비타민 기업연합은 지금까지 적발한 그 어떤 단체보다 세력이 크고 해로운 공정거래사범 집단이다. 이 범죄 집단의 범법행위는 미국 내 거의 모든 소비자(비타민을 먹거나 우유를 마시거나 시리얼을 먹는)의 재정 상태에 악영향을 끼쳤다.
>
> 이 범죄 집단이 저지른 일은 놀랍다. 거의 10년 동안 자신들의 제품을 철저하게 통제하면서 가격을 담합하고 판매량을 할당하고 소비자를 분배했으며, 심지어 자신들의 힘을 과시하기 위해 미국 내 판매 가격을 조작하는 등 극도로 정교하고 교묘한 음모를 꾸며왔다. 음모자들은 가격을 결정하고 시장을 분할하기 위해 1년에 한 번씩 회의를 열었고, 자신들의 불법적인 책략을 준수하기 위해 후속 회의도 열었다.
>
> 이들이 음모를 유지하기 위해 오랜 기간 동안 엄청난 노력을 해왔다는 것은 불법적인 행위로 벌어들인 수익과 미국 경제에 끼친 해악이 어마어마하다는 사실을 반영한다.

다음 장에서 살펴보겠지만, 식품회사와 비타민 보충제 제조회사는 '더 많은 합성영양제와 영양강화식품이 건강에 더 좋다'는 거짓을 전파하기 위해 협력하고 있다. 합성물질은 인체에 좋은 영향을 미칠 수 없다는 것을 알면서도 말이다.

임상실험 결과는 무조건 신뢰할 수 있다?

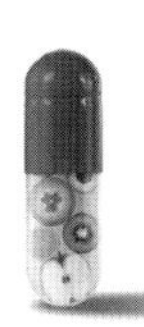

2007년 2월 28일, 선정적인 제목의 기사가 여러 신문의 헤드라인을 장식했다.

'수명을 단축시킬 수 있는 비타민'

'사망률을 높이는 건강기능식품'

'항산화제의 맹공'

이 기사들은 〈미 의학협회지〉에 실린 한 메타분석 자료를 다루었다. 메타분석이란 비슷한 실험 결과들을 분석해 요약함으로써 분명한 증거를 제시하는 통계적 기술이다. 기사에 의하면 항산화 영양소인 비타민A, 비타민E, 비타민C, 베타카로틴 보충제를 먹은 사람들의 사망률이 크게 증가했다는 것이다. 여기서 '크게'란 전체 사망률이 5% 가량 증가하는 것을 뜻한다.

기존의 영양 상식과는 정반대의 내용을 담은 이 분석 자료는 사람들을 혼란에 빠뜨렸다. 하지만 메타분석 자체에 문제가 있다면 얘기가 달라진다. 이론적으로 보았을 때 방대한 자료를 이용하는 메타분석은 숨은 사실을 밝히는 데 유용하다. 그러나 영양보충제 실험은 특별한 경우로, 엄청난 편견과 잘못된 추론 때문에 옳은 결론을 내리기가 어렵다. 메타분석 자료의 저자들은 건강에 좋은 항산화제의 기능을 연구한 1만 6,111건의 연구 가운데 자신들이 고안한 선택 과정을 거친 68건을 분석했다고 밝혔다. 그러나 선택 과정을 한 단계씩 거칠 때마다 실험자 편향이 반영될 가능성이 있으며 그로 인해 최종 결과가 왜곡될 수도 있는 것이다.

비타민과 건강을 연구하는 세계적으로 저명한 오리건주립대학교 라이너스폴링연구소의 소장 발즈 프라이(Blaz Frei) 교수는 이 자료에 대해 "결함이 있는 자료를 분석한 결함이 있는 분석이다. 항산화제가 건강에 미치는 진짜 효과를 이해하는 데 도움이 되지 않는다"라고 비판했다. 또한 "해롭기는커녕 식품과 영양보충제에 들어 있는 항산화제는 심혈관계 질환의 발병 위험을 감소시키고, 몇 가지 암을 예방하며, 안과 질환 및 퇴행성 신경 질환을 줄이는 등 건강에 좋은 영향을 미친다는 증거가 넘쳐난다. 면역력 강화와 감염 예방에도 중요한 역할을 한다"고 했다['잘못된 방법론을 근거로 항산화 비타민을 오도한 연구에 관하여'에서 인용].

영국에 있는 천연건강연합 소속 의사들은 2007년 3월 www.alliance-natural-health.org에 '〈미 의학협회지〉 기사에 관한 천연건강연합 비평'이라는 글을 올렸다. 그들은 '메타분석 저자들이 택한 연구들은 대부분 합성비타민을 사용했다'는 아주 중요한 사실을 지적했다.

"**비타민이 몸에 해로운 영향을 미친다고 주장하기 위해 근거로 제시한 비타민 연구들은 대부분 우리 몸에 들어가면 천연비타민과는 전혀 다르게 작용하는 합성비타민을 사용했다.** 하지만 그 누구도 그 사실을 알리지 않았다. 그것은 심각한 태만이다. 그들이 내린 결론은 천연영양제를 먹었을 때나 종합비타민 혹은 미네랄 제품처럼 여러 영양소를 한꺼번에 먹었을 때 생기는 효과에 관해서는 아무것도 알려주지 않는다."

실제로 영양보충제 연구들은 제약회사에서 개척하고 정착시킨 마법의 탄환 연구법에 전적으로 의지하고 있다. 마법의 탄환은 복잡한 혼합물에서 활성분자 혹은 인자만 추출하면 자연이 만든 혼합물이 건강에 미치는 좋은 효과를 흉내 낼 수 있다는 믿음에서 왔다. 이 같은 믿음은 합성분자가 천연분자와 같은 방식으로 작용할 수 있다고 가정하게 만드는 것은 물론(이는 이미 거짓임이 드러났다), 식물을 비롯한 모든 영양소는 다른 보조인자와 함께 작용해야만 중요한 역할을 할 수 있다는 중요한 사실을 무시하게 한다.

터프츠대학교의 인간영양학연구소 항산화제연구실 소장이자 영양 전문가인 제프리 블룸버그(Jeffrey Blumberg) 교수는 2002년에 비타민E의 죽상경화반 지연 작용을 연구한 결과를 그의 논문 '비타민E와 심장 질환에 관해 모순되는 연구에 대한 고찰'로 발표하면서 마법의 탄환 연구법이 잘못된 방법임을 밝혔다.

"비타민 보충제의 복용량과 형태(천연인지 합성인지), 연구 기간 등이 보충제가 건강에 미치는 영향력을 밝힐 수 있는 적절한 요소인지는 늘 의문이다. 또한 비타민E와 심장 질환의 관계를 알아보기 위한 모든 임상실험에서 비타민E 외에 그 어떤 항산화제도 포함되지 않는다는 사실에도 우리는 주목해야 한다. 식품으로 먹는 항산화제는 비타민C와 비타민E는 물론이고 카로티노이드와 플라보노이드 같은 물질이 함께 작용해 시너지 효과를 낸다."

2007년에는 CNN 방송과의 인터뷰에서 이렇게 말했다.

"우리가 섭취하는 식품에는 항산화제가 2만 가지 이상 들어 있습니다. 그렇다고 알약을 2만 개나 먹을 수는 없지 않습니까? 영양보충제는 절대 건강한 식단을 대신할 수 없습니다. 아직까지 우리는 알약에 영양소를 모두 넣을 방법을 모르기 때문입니다."

같은 방송에서 앤드류 웨일 박사는 이와 관련해 중요한 말을 했다.

"브로콜리에는 암을 물리친다는 설포라판이라는 물질이 들어 있습니다. 영양보충제 판매점에 가보니 표지에 브로콜리 다발이 그려진 약병이 있더군요. 약에 브로콜리가 들어 있다는 뜻이겠죠. 하지만 약에 들어 있는 것은 브로콜리가 아닙니다. 설포라판이죠. 엄청나게 다양하고 복잡한 물질이 섞여 있는 혼합물 가운데 단 한 가지 요소일 뿐입니다."

J. J. 챌럼(Challem)은 1997년 〈분자교정의학지〉에 '베타카로틴과 다른 카로티노이드 : 약속, 실패, 새로운 비전'을 발표했다. 그는 흡연을 오랫동안 해온 사람이 베타카로틴 보충제를 먹을 경우 폐암에 걸릴 가능성이 높아진다는 연구를 검토한 뒤 "연구에서 사용한 베타

카로틴 보충제는 합성물질이다. 천연베타카로틴은 합성비타민과 크게 다르기 때문에 전혀 다르게 반응할 수도 있다"고 경고했다. 또한 "연구를 진행한 과학자들은 다른 카로티노이드계 물질들이 건강에 미치는 역할은 물론 서로 시너지 효과를 낼 가능성을 무시했다. 임상실험에서 단 한 가지 합성카로티노이드만 사용한 것은 마법의 탄환 연구법을 충실히 이행한 것이지만, 여러 증거 자료들에 의하면 영양소는 생화학적으로 팀을 이루어 활동하는 것이 맞다"고 했다.

영양소가 단독 물질이 아닌 여러 물질이 팀을 이뤄야 비로소 제 기능을 한다는 사실을 뒷받침하는 주장은 아주 많다. 존 스미디스가 1998년 〈분자교정의학지〉에 발표한 논문 '의학이 발견한 산화스트레스와 항산화제에 관한 최신 정보들'에는 한 팀을 이루어 독성 산소이온(자유라디칼)을 제거하는 항산화 비타민들의 작용 방식이 상세히 나온다.

글래디스 블록(Gladys Block)과 그 외의 저자들은 〈미 임상영양학회지〉에 발표한 논문에서 "항산화제는 팀을 이뤄 활동하기 때문에 한두 가지 항산화제만을 사용한 영양보충제가 건강에 미치는 효과를 밝히는 임상실험은 제대로 된 결과를 얻을 수 없다. 오히려 사람들을 현혹시키는 결과만 남을 뿐이다"라고 결론 지었다.

베스트셀러 《잡식동물의 딜레마(The Omnivore's Dilemma)》의 저자 마이클 폴란(Michael Pollan)은 "과학자들이 개별 분자를 연구해

영양소가 건강에 도움을 주는 이득을 축소함으로써 '영양소 편향(과학적 환원주의의 한 형태)'을 나타냈다"고 주장했다. 또한 "그런 편향적 연구는 잘못된 정보를 제공한다. 그 이유는 상호작용과 맥락은 물론 전체는 부분의 합보다 나을 수 있다는 사실을 무시하기 때문"이라고 했다. 폴란은 2007년 초반 〈뉴욕 타임스〉에 발표한 기사 '불행한 식사'에서 자신의 기존 주장을 더욱 확고히 했다.

"우리는 영양소를 먹지 않는다. 우리는 음식을 먹는다. 음식은 포함되어 있는 영양소와는 전혀 다르게 작용할 수 있다.… 자연식품에서 유용한 분자만 떼어내면, 항산화제 보충제가 그렇듯이 유용한 분자는 제 기능을 발휘하지 못한다."

영양소가 사람의 건강에 미치는 영향력을 천연영양소가 아니라 합성영양소로 연구한다는 문제뿐만 아니라, 항산화제의 효과를 알아보기 위해 사람을 대상으로 임상실험을 하는 것은 여러 가지 문제가 있다. 〈미 임상영양학회지〉에 실린 기사에서 블록 박사는 많은 임상실험의 진행 절차에 관해 다음과 같이 지적했다.

- 보통 임상실험에 참가하는 사람들은 나쁜 식습관이나 생활방식 때문에 이미 질병에 걸릴 확률이 높은 사람들이다.

- 임상실험은 한 번에 한두 가지 이상의 영양소나 1회분 이상의 양을 먹는 경우가 드물다.
- 임상실험 결과로는 장기적인 만성질환 예방에 대해 거의 알지 못한다.
- 임상실험 결과로는 영양소를 평생 섭취했을 때 만성질환의 발병 위험을 낮출 수 있는지를 전혀 알 수 없다.
- 임상실험은 다양한 영양소가 상호작용해 질병을 예방하는 시너지 효과를 낸다는 사실을 밝히지 못한다.

게다가 통계에 의존하는 임상실험은 우리가 영양소를 흡수하고 영양소에 반응하는 방식을 밝히는 중요한 패턴인 환자의 병력이나 경험담을 배제한다는 문제점도 있다. 아브람 호퍼 박사는 1998년에 〈분자교정의학지〉에 실은 논문 '통계 혹은 거짓말로 장난하기. 지독한 거짓말과 통계학'에서 "이중맹검법으로 임상실험을 하는 것은 바람직하지 않다. 그 이유는 어떤 한 방법이 누구에게나 같은 효과를 낸다는 사실을 입증할 수 없기 때문"이라고 했다. 그는 계속해서 "이중맹검법을 신뢰하는 사람들은 환자의 병력은 거부하지 않지만 경험담은 맹렬하게 거부한다. 그들은 환자의 삶보다는 척도를 사용한 정보에만 가치를 둔다. … 환자는 없고 통계만 있는 임상실험은 '어떤 동물 종(種)으로 실험을 했는가?'라는 의문을 품게 한다"고 했다.

이 같은 의견이 있기 때문에 우리 연구소에서 진행하고 있는 비타민 연구는 그만큼 가치가 있다. 지난 50여 년 동안 우리는 연구소를 찾은 수천 명의 병력을 수집하고 영양보충제를 먹은 사람들의 경험담을 적극적으로 받아들임으로써 천연비타민이 합성비타민보다 뛰어난 이유를 밝히는 데 중요한 공헌을 해왔다. 개인의 경험담은 통계로는 절대 알 수 없는 의미 있는 패턴을 제공하고, 통찰력 가득한 이야기를 들려주기 때문이다.

영양강화식품을 먹는 기니피그가 될 것인가

합성비타민이나 미네랄을 첨가한 영양강화식품을 먹는 사람들은 방대하지만 정확한 정보를 제공하지 않고 거의 검토된 적도 없는 연구에 대조군도 없이, 의심도 하지 않은 채 참가하는 기니피그와 같다. 실제로 수백만 이상의 사람들이 기니피그가 되어 임상실험에 참가하고 있다.

1998년 이후 미국 식품의약품국의 권고대로 미국에서 시판되는 시리얼에 엽산이 첨가되고 있는데, 그 효용성에 관해 우리는 무엇을 알고 있는가?

자연 상태의 엽산은 시금치·브로콜리 같은 색이 짙은 채소에 들어 있으며, 비타민B_{12}와 밀접하게 작용해 아미노산 대사와 신체 내 단백질 합성에 관여하고 신경계·면역계·뇌 건강에 중요한 역할을 한다. 그러나 과잉 섭취하면 혈액에 나쁜 영향을 미치고 신장 손상과 미네랄의 활동 저하를 일으킨다. 이오인 퀸리번(Eoin Quinlivan)과 제시 F. 그레고리 3세(Jesse F. Gregory III)가 2003년 〈미 영양학회지〉에 게재한 논문 '미국에서 복용하는 엽산 강화식품의 효과'에 의하면 **미국인이 영양강화식품으로 섭취하는 엽산의 양은 원래 예측했던 것보다 2배 이상 많았다. 바로 그거다. 아무리 좋은 의도로 합성영양제를 식품에 첨가하더라도 몸이 필요로 하는 양보다 2배 이상 먹게 되면 건강에 예상하지 못했던 영향을 미칠 수 있다.** 그래서 정제한 밀가루나 시리얼을 먹는 사람을 '대조군이 없는 실험의 기니피그'라고 부르는 것이다.

전 세계에서 판매하는 시리얼과 정제한 밀가루 제품 상자에는 엽산의 독성을 경고하는 문구를 붙여야 할지도 모르겠다. 사실 그런 문구는 합성영양소를 첨가하는 모든 식품에 붙이는 것이 옳다. 영양강화식품을 많이 먹으면 그만큼 독성 작용이 강해질 확률도 높아진다. 언젠가 과학자들은 수백 가지 경로로 우리 몸에 들어간 합성영양소들이 내는 시너지 효과를 연구해야 할 것이다.

■ **영양강화식품은 마케팅 기법일 뿐이다**

'영양소 첨가 식품' 혹은 '영양강화식품'을 아우르는 식품업계 용어인 '기능성 식품'이 가게 선반을 장악하고 있다. 기능성 식품 중에는 고혈압을 예방한다는 식품도 있고, 비타민 결핍증을 예방한다는 식품도 있다. 수천까지는 안 되더라도 수백이 넘는 제품들이 한 입에 털어 넣는 약을 대체하기 위해 시장에 나왔지만 정크푸드에 영양소를 강화해봤자 그저 조금 미화시킨 정크푸드에 지나지 않는다.

영양학계의 몇몇 권위자들이 "기능성 식품은 건강을 지켜주는 만병통치약이 아니며, 심지어 해로울 수도 있다"는 사실을 깨닫고 목소리를 내고 있다. 뉴욕대학교 영양학 교수인 메리언 네슬(Marion Nestle)은 《식품 정치학(Food Politics)》에서 이렇게 말했다.

"기능성 식품은 마케팅의 영역이지 건강의 영역이 아니다. 영양강화 덕분에 제조사들은 영양학적으로 의심스러운 식품을 건강기능식품처럼 판매할 수 있게 되었지만 기능성 식품은 과일, 채소, 곡물에 들어 있는 전체 영양소와 식물영양소를 절대 대신할 수 없다. 영양학의 문제는 영양소를 치환할 수 있는 것으로 보고 음식 속에서 영양소를 빼고, 식사 속에서 음식을 빼고, 삶에서 식사를 뺀다는 것이다."

단기간이라면 합성비타민·미네랄이 건강에 좋은 영향을 미칠 수도 있다. 가난한 나라에서 볼 수 있는 심각한 만성영양결핍증의 경우가 그렇다. 그러나 합성영양소를 지속적으로 장기간 복용하면 합성물질이 주는 좋은 효과는 급속하게 사라지고 역효과가 나기 시작한다.

합성비타민이 어느 정도 효과를 발휘하는 이유는 무엇일까? 나이아신을 생각해보자. 밀가루, 빵, 쌀에 넣는 합성나이아신은 주로 옥수수를 많이 먹는 지역에서 발생하는 영양소 결핍증인 펠라그라를 예방해준다고 알려져 있다. 우리 몸에 합성나이아신이 들어오면 몸은 이를 알아채고 합성물질에 부족한 요소를 몸에 저장해두었던 물질들로 보강해 나이아신을 완전한 비타민B복합체로 만든다. 우리 몸은 아주 영리하기 때문에 나이아신이 제 기능을 발휘하는 데 필요한 미네랄과 비타민을 첨가하려고 노력하는 것이다. 문제는 보조 영양소를 보강할 수 있는 방법은 우리 몸이 미리 비축해놓은 물질을 꺼내 쓰는 것밖에 없다는 것이다.

많은 약이 그렇듯, 영양강화식품이 어느 정도 질병을 치료하거나 예방할 수 있다고 해도 자연스러운 해결책은 아니다. 합성물질을 먹으면 우리 몸에 필요한 필수 원소를 다시 채울 수 없을 뿐만 아니라, 진짜 치료를 담당하는 면역계도 활력을 되찾을 수 없다. 그러나 발아 밀처럼 자연 상태에서 만들어지는 나이아신에는 모든 무기물과 보조 영양소가 들어 있기 때문에 건강을 유지하고 수명을 연장할 수 있다.

■ 영양강화식품은 어떻게 생겨났나?

그런데 어떻게 해서 식품에 영양소를 첨가하게 되었을까? 그 시작은 1920년대와 1930년대로 거슬러 올라간다. 그 시절은 산업혁명의 영향으로 많은 도시 아이들이 햇빛을 맘껏 받지 못했고, 영양분이 부족한 가공식품을 먹으며 자랐다. 그 결과 뼈가 약해지고 변형이 오는 구루병에 걸리는 아이들이 많았는데, 당시 아이들이 먹는 음식에 합성비타민D를 첨가하면 구루병을 예방하는 데 도움이 된다는 사실이 밝혀졌다. 그러자 미국 정부는 시판되는 모든 우유에 비타민D를 첨가하라는 규정을 세웠다. 이것이 국가가 개입해 전국적으로 유통되는 식품에 합성물질을 첨가하게 된 첫 사례다. 얼마 지나지 않아 소금에 아이오딘(요오드)를 첨가하게 되었고, 마가린에 합성비타민A와 합성비타민D를, 밀가루와 빵에는 합성비타민B_1 · 비타민B_2 · 나이아신을 첨가했다.

국립과학원에서 출간한 B. 보렌슈타인(Borenstein)의 《비타민 강화 기술》에는 이런 글이 실려 있다.

"튀기고 누른 시리얼에는 마지막 단계에서 뿌리고 주입하는 방법으로 영양소를 강화해야 한다. 오븐에서 꺼낼 때는 티아민처럼 열에 약한 비타민을 구운 시리얼 위에 뿌려야 한다."

원래 '영양소 첨가'라는 말은 식품을 가공 처리하는 동안 잃은 영양분을 보충한다는 의미로 사용했지만, 그 뒤에 등장한 '강화'라는 용어에는 식품에 처음부터 없었던 영양소를 더 넣는다는 의미가 내포되어 있다. 현재 '첨가'와 '강화'는 서로 바꿔 쓰기도 한다.

영양소 첨가와 강화는 원래 흔히 먹는 음식에 영양소를 첨가해 영양소 결핍증을 치료한다는 의도로 시작됐다. 그러나 첨가와 강화의 개념은 실험실에서 만든 물질이 자연이 만든 물질과 같다는, 오히려 실험실에서 만든 물질이 자연이 만든 물질보다 더 좋다는 합성화학 신앙도 낳았다. 합성물질이 자연의 산물을 대신할 수 있다는 개념을 화학자들과 식품 제조사들이 자연스럽게 받아들였고, 제약회사는 정부의 승인을 받아 식품 시장에서 자신들이 만든 합성영양소를 판매하기 시작했다.

흰 밀가루가 등장했을 때는 정제 과정에서 떨어져 나간 배아와 비타민, 미네랄을 보상하기 위해 빵 반죽에 합성비타민B를 넣었다. 합성비타민B는 제품의 유통기한을 늘려 적은 돈으로 많은 이익을 얻을 수 있기 때문에 식품 제조업자에게는 좋지만, 그 제품을 사 먹는 소비자들의 건강에는 좋지 않다. 그 결과 현재 선진국 국민들 대다수가 과체중이 되었고, 질병 발생률이 늘어나 건강 유지비도 터무니없이 늘었다.

그뿐만이 아니다. 흰 설탕, 정제 밀가루, 정제 설탕처럼 영양소를 제거한 식품이 20세기 초반에 등장하면서 식품의 영양학적 가치는 크게 떨어졌고, 그 결과는 참혹했다. 식품업계가 '치료 약'이라며 제시한 영양강화식품은 식품에 합성영양소, 식물성 미네랄이 아닌 암석 · 모래 · 백악(백색 연토질 석회석) · 조개껍데기 등으로 만든 비유기농 미네랄과 무기농 미네랄을 집어넣음으로써 질이 더 나빠졌다.

식물이나 동물 같은 생명체가 아닌 무생물을 재료로 만든 무기농 미네랄과 비유기농 미네랄은 보통 살아 있지 않거나 수천 년 때로는 수백만 년 동안 살아 있는 생명체와는 관계가 없었던 무기물질을 뜻한다. 석유화학제품을 만들 때 쓰는 원유(정제하지 않은 자연 상태의 것)는 한때는 살아 있었지만 이미 수천 년 전에 죽은 규조류라는 단세포동물의 사체다. 석회석 같은 암석은 수천 년 전에 죽어 성질이 변한 산호나 조개껍질 같은 동물의 일부가 변한 경우가 많다. 이런 물질들 속에는 분명히 미네랄이 있지만 영양학적으로 아무 의미가 없으며, 심지어 해로울 수도 있다.

사람은 암석을 먹거나 소화시키도록 설계된 존재가 아니다. 사람은 식물성 음식으로 섭취한 칼슘과 미네랄, 비타민만을 소화시킬 수 있다.

유기농 VS. 무기농 VS. 비유기농

이 책의 출간 목적은 식품과 영양보충제(천연영양제도 포함)가 몸에 끼치는 영양학적 가치를 알리는 데 있다. 따라서 제약회사, 천연식품업계, 식품업계에서 쓰는 '유기농, 무기농, 비유기농'이라는 용어의 차이를 설명해야 할 것 같다. 3가지 용어의 차이를 모르면 어떤 물질의 영양상·건강상의 가치를 고려할 때 크게 혼란이 올 수 있지만, 그 차이를 제대로 이해하면 영양보충제를 제대로 평가할 수 있을 것이다.

영어 'organic'은 흔히 '유기물' 혹은 '유기농'으로 번역한다. 유기물은 유기화학의 한 분야에서 다루는 대상으로, 과학자들은 탄소와 수소로 이루어진 헥산 고리가 있는 분자를 유기물이라고 정의한다. 유기물은 영양학적 가치가 없으며, 죽은 상태인 경우도 있다. 석유가 대표적이다. 석유(원유를 정제한 것)와 석유 추출물은 분자의 구조상 헥산 고리가 있기 때문에 유기화학의 원리대로라면 유기물이 맞다. 그러나 영양소는 전혀 들어 있지 않으며, 사람이 먹을 수도 없다. 그런데 제약회사를 위해 일하는 화학자들은 "석유화학물질은 '유기물(헥산 고리가 있다는 의미에서)'이기 때문에 사람이 먹어도 괜찮다"고 생각한다.

헥산이나 콜타르 같은 독성이 있는 물질은 현재 합성영양제의 원료로 널리 사용되고 있지만, 천연영양제 업계에서는 독성물질로 취급한다. 그러나 이런 물질의 안전성에 의문이 제기된 적이 없으며, 안전성을 검사한 적도 없다. 왜냐하면 미국 식품의약품국 같은 제품의 안전성을 검토하는 규제기관에 막강한 영향력을 행사하는 제약업계가 안전하다고 결정했기 때문이다. 전 세계 수백만 인구가 이런 물질의 해로움도 모른 채 복용하도록 조장하는 무서운 정치적 음모를 깨닫지 못하고 있다는 것은 불행한 일이다.

식품 영양학계(천연영양제 업계를 포함)에서는 '유기물(유기농)'과 '무기물(무기농)'을 전혀 다른 의미로 쓴다.

일반적으로 유기물은 '식물이나 동물 같은 살아 있거나 최근까지 살아 있었던 생물에서 유래한 물질'이라는 뜻이다. 이 정의대로라면 우리가 먹는 가공하지 않은 식품을 유기물이라고 할 수 있다. 그러나 중요한 것은, 오직 식물을 기반으로 하는 천연식품과 천연영양제만이 인체에 적절한 효과를 발휘한다는 것이다.

'유기농'을 뜻하는 오가닉은 식물을 재배하고 처리하는 방법을 뜻한다. 현재 미국 농무부가 일반인의 이해를 돕기 위해 유기농에 관한 정의를 내렸다. 유기농이란 기존의 농업 방식과 달리 합성물질이나 하수폐기물, 생물공학, 이온화 방사선을 이용해 만든 비료와 살충제를 사용하지 않고 식품을 생산하는 방법이다. 또한 영양소가 풍부한 식품과 식물을 기르기 위해 토양의 질을 고민하는 유기농법을 포함한다.

그에 비해 비유기농 식품은 살충제, 제초제, 살균제 같은 해로운 화학물질을 이용해 재배한 식물과 식품을 가리킨다. 비유기농 식품에는 영양소가 충분히 들어 있지 않다. 식물이 자라는 토양에 합성 비료와 화합물을 사용하면서 토양에 들어 있던 미네랄과 영양소가 고갈됐기 때문이다. 게다가 비유기농 식품의 안과 밖에 묻은 독성물질을 섭취하면 인체는 건강한 세포와 조직에 해를 입어 결국 병에 걸리게 된다.

식품업계는 식물과 동물처럼 최근까지 살아 있었던 유기체에서 유래하지 않은 물질을 가리킬 때 비유기농이라는 용어를 쓴다. 이 정의대로라면 식품 영양학계는 암석이나 석유로 만든 물질에 '비유기농'이라는 라벨을 붙여야 한다. 이런 물질은 영양학적 가치가 없으며, 최근에 수확한 식물 같은 유기물질과 달리 사람의 몸에 독성물질로 작용할 수 있음도 라벨에 공지해야 한다.

이 책에서는 죽은 물질이거나 최근에 살아 있던 물질에서 유래하지 않은 물질을 '비유기농 물질' 또는 '무기농 물질'로 적절하게 섞어서 부를 것이다. 또한 '유기농 미네랄'이라는 용어를 '농업 방식과는 상관없이 살아 있는, 혹은 최근까지 살아 있던 식품이나 식물로 만든 미네랄'이라고 정의한다. 미네랄은 비타민과 마찬가지로 우리가 섭취하는 모든 식품과 천연식품으로 만든 영양보충제에 들어 있다. 이런 미네랄은 식물이 성장하는 토양에서 흡수한 것이다. 기존 방식으로 농사를 짓는 토양보다 유기농 토양에 훨씬 많은 미네랄이 들어 있는 것은 당연한 일이다.

정리하면, 비유기농 혹은 무기농(죽은)으로 정의할 수 있는 비식품 재료들은 합성비타민과 무기농 미네랄을 포함해 우리 몸이 영양소로 인식하지 않는 물질들이다. 몇백만 년 전에는 이 물질들이 생명체로 존재했었더라도 말이다. 실제로 사람이 합성 · 무기농 · 독성물질을 장기간 먹으면 아무것도 먹지 않는 것보다 건강에 훨씬 악영향을 미친다는 사실을 뒷받침하는 엄청난 증거가 계속해서 쌓이고 있다. 따라서 소비자들이 각성해야 한다. 자신이 먹고 있는 비타민과 미네랄 보충제가 식품에서 유래한 것인지 꼼꼼하게 라벨을 살펴야 한다. 사람의 몸은 살아 있는 유기농 식품과 천연영양제를 원한다. 그래야 건강할 수 있다.

앞에서 말했던 것처럼 지난 수십 년 동안 우리 연구소는 합성영양제가 건강에 나쁜 영향을 미치는 모습을 목격해왔다. 나쁜 영양소를 먹은 사람은 누구나 세포 활성이 둔해지고 세포 발달이 저하되었다. 독성이 있는 물질은 서서히 영향을 미치지만 결국 면역계와 신경계의 기능을 약화시켜 건강을 해치고 부드럽거나 단단한 조직을 만드는 세포를 크게 손상시켰다.

영양강화식품이 탄생하게 된 근본적인 이유는 토양의 영양실조 현상과 관계가 깊다. 미네랄과 유기체가 풍부한 건강한 토양에서 자란 작물은 생명력이 넘친다. 건강한 작물은 병충해에 강하다. 작물의 면역계가 튼튼하면 해충도 질병도 효과적으로 이겨낼 수 있다. 면역계가 건강하고 튼튼한 사람이 병에 잘 걸리지 않는 것과 마찬가지 이치다. 그러니 이제라도 전 세계가 유기농으로 농사를 지어야 한다. 건강한 유기농 물질로 가득 찰 수 있도록 토양을 개선해야 한다. 토양의 질이 개선되면 우리 몸에 필요한 모든 영양소를 제공할 수 있는 작물이 자랄 것이다. 그런 식품을 먹으면 면역세포를 포함한 모든 세포가 제대로 기능하기 때문에 몸과 면역계가 건강해질 수 있다.

영양소가 풍부한 식품으로 만든 천연영양제에는 비타민 · 미네랄 같은 필수영양소가 풍부하며, 생물학적으로 활성화된(살아 있는) 유기농 물질로 가득하다. 또 제조 과정, 운반 및 저장 상태, 포장 용기는 내용물의 품질만큼이나 중요하다. 42℃가 넘는 높은 열을 가하거나 합성물질을 이용해 건조하지 않았다면 말린 식품도 괜찮다. 식품을 건조할 때는 분무건조(고온의 바람을 쐬어 말리는 것)가 아니라 낮은 온도에서 진공 건조해야 한다. 분무건조는 효소를 파괴하고 비타민E나 비타민A 같은 민감한 항산화제의 안정성을 해친다.

이러한 연구 결과들에도 아랑곳없이 영양소의 일부만을 추출한 합성비타민은 현재도 널리 보급되고 있으며, 영양학자나 의사들 대부분이 그런 제품에는 생명력이 결여되어 있다는 사실을 깨닫지 못하고 있다. 또한 **합성비타민의 원료 대부분은 몇 군데 제약회사에서 만들기 때문에 비타민 제조업자들은 같은 상품을 가지고 소비자를 확보하기 위해 경쟁을 벌이고 있다.**

같은 제품을 다르게 보이게 하기 위해 판매사들은 흔히 '높은 효능'이라는 문구를 내세운다. 하지만 그런 문구가 의미하는 것은 아주 단순하다. 효능이 높을수록 몸에 들어갔을 때 약처럼 작용할 가능성이 커진다는 뜻이다. 결국 대조군은 없고 돈은 되는 대규모 실험에 소비자 스스로 기니피그가 될 확률이 높아지는 것이다.

'천연'이라고 표기된 제품은 안심하고 먹을 수 있다?

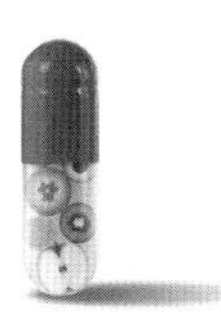

과학 분야 밖의 사람들은 천연비타민을 어떻게 생각하고 있을까? 《자연적 원인(Natural Causes)》의 저자 댄 헐리(Dan Hurley)는 "영양보충제는 제약회사의 영향력을 막아줄 수 있는 강장제 같다. 맹렬한 애플사 유저들도 애플컴퓨터를 마이크로소프트사라는 거대한 악의 제국을 막아줄 방패라고 생각하지 않는가. 영양보충제는 약이 아닌 모든 것을 대변하는 반약제(anti-drug)다. 약은 인공이지만 보충제는 자연이다"라고 했다.

그러나 헐리는 비타민을 비롯한 대부분의 영양보충제는 천연물질이 아니라 합성물질로 만들어졌으며 제약회사와 화학회사는 '화학을 통해 좀 더 나은 삶을 살 수 있다'는 믿음을 조장해왔다는 사실은 언급하지 않았다.

헐리의 말처럼 건강에 신경 쓰는 사람들은 영양보충제만은 '제약회사가 만든 약'이라는 오명에서 자유롭길 바란다. '천연'은 '건강'과 동일어이며 라벨에 '천연'이라는 문구가 있으면 안전성이 입증되었다고 믿고 싶어 하는 것이다.

그러나 현실은 다르다. 전국소비자연맹에서 2002년에 제품의 라벨을 연구하면서 지적한 것처럼, 법적으로 100% 천연물질로 만들어야만 제품에 '천연'이라는 라벨을 붙일 수 있는 것은 아니기 때문이다.

라벨에 적힌 속임수

전 세계적으로 '천연'이라는 용어를 정의한 공식적인 정부 규제기관은 없다. 미국의 경우 식품의약품국에서 '천연재료는 합성하지 않은, 동물이나 식물에서 직접 추출한 재료'라고 규정하고 있다. 그러나 그 같은 규정은 합성첨가물을 천연재료와 섞어 소비자에게 천연제품으로 판매할 수 있는 통로를 열어주고 있다.

미국 식품의약품국이 규정한 비타민 섭취 기준 역시 천연과는 전적으로 거리가 있다. 1일 권장영양섭취량(DV) 혹은 1일 필요섭취량(RDI)으로 불리는 섭취 기준은 건강을 유지하는 데 필요한 비타민의 하루 섭취량을 의미한다. 하지만 이 기준은 합성비타민(전혀 소화되지 않으며 영양소가 심각하게 부족하다!)을 동물에게 실험해서 얻은 수치에 불과하다.

'천연'이라는 용어를 '유기농'의 다른 표현이라고 생각하는 소비자도 있다. 이에 대해 유기농소비자연합의 대표 로니 커민스(Ronnie Cummins)는 "그것은 대중을 호도하는 엄청난 거짓말의 일부분이다. 비타민 제조사는 자신들의 제품이 유기농도 아닐뿐더러 그저 합성비타민과 미네랄을 섞은 물질이라는 걸 대중에게 알리고 싶어 하지 않는다"라고 했다. **합성영양제 제조업자들이 식물에서 유래한 재료를 쓰는 경우에도(100%를 쓰건 일부만 쓰건 간에) 일반적으로 그 재료는 제초제와 살충제를 뿌려가며 재배한 것이 대부분이다.**

당신과 당신이 사랑하는 사람의 건강을 지키고 싶다면 비타민 제품 라벨에 적힌 속임수를 꿰뚫어볼 수 있어야 한다. 비타민 제품의 라벨에는 몸에 들어간 비타민 보충제가 체내에서 서서히 분해되어 최대한 많이 흡수되는 방법으로 만들어졌다는 뜻으로 '시간 지약형(서방형)' 표시를 해두기도 한다. 하지만 어떠한 규제기관도 규제법도 제약회사의 광고대로 그 제품이 시간 지약형으로 만들어졌는지를 입증하라고 요구하지 않는다. 그 때문에 수많은 비타민 보충제가 몸에 흡수되지 않은 채 소화기관을 타고 체내로 배출되어 결국 하수관 속으로 들어가고 마는 것이다.

라벨에 적힌 복용량 또한 오해의 소지가 많다. 라벨에 적힌 복용량은 혹시라도 분해되어 효능을 잃을지 모르기 때문에 대부분 권장량보다 더 많은 양을 표시한다. 또한 라벨에 적힌 것보다 효능이 높은 재료를 사용함으로써 보존기간을 늘린다. 그러나 열, 빛, 공기, 습기에 노출된 상태로 저장을 하면 비타민과 건강기능식품은 빠른 속도로 분해된다. 따라서 건강기능식품을 먹을 때, 특히 영양강화식품을 먹을 때는 지금 먹은 제품이 자신의 몸을 독성 합성물질로 오염시킬 수 있다는 것을 반드시 명심해야 한다.

'천연'을 가장한 첨가물

소비자는 대부분 자신이 먹는 영양보충제는 안심할 수 있고 효과적이라고 생각한다. 믿을 만한 기관에서 승인했다고 제품 라벨에 적혀 있으니까. 하지만 그 생각은 위험하다. 화학첨가물도 여느 합성물질처럼 독성이 있어 건강에 예측하지 못한 피해를 줄 수 있기 때문이다.

아주 많은 비타민 보충제가 높은 온도에서 가공 처리되어 발암물질인 메틸렌 클로라이드로 코팅되거나 에틸셀룰로오스 같은 석유화학제품을 용제로 사용해 만들어진다. 많은 화학회사에서는 아시아 농장에서 기른 딱정벌레로 코팅제를 만든다. 즉 자신도 모르는 사이에 곤충을 먹고 있을 가능성도 있는 것이다.

합성영양소에 들어가는 대표적인 첨가물인 고착제는 영양보충제를 알약으로 만들거나 캡슐로 만들 때 넣는 첨가물로, 구성 성분들을 한데 뭉치는 역할을 한다. 영양보충제에 들어가는 첨가물은 이 외에도 천연색소, 인공색소, 합성색소, 코팅제, 향료 등이 있다.

영양보충제는 액체인 경우도 있지만, 보통 알약이나 캡슐 형태로 만든다. 딱딱하거나 말랑말랑한 젤라틴 캡슐에 넣기도 하고, 식물로 만든 캡슐에 담기도 하고, 코팅을 했거나 하지 않은 알약으로 만들기도 한다. 가루로 된 비타민은 캡슐 기계를 사용해 캡슐에 담는다. 가루 물질은 정확하게 캡슐 안으로 집어넣어야 하고, 캡슐은 반드시 가득 차야 한다. 그렇기 때문에 셀룰로오스, 쌀가루 같은 천연고착제를 이용하는 경우도 있다.

흔히 사람들은 동물 젤라틴으로 만든 캡슐보다는 해조류 같은 식물 젤라틴으로 만든 캡슐을 선호한다. 동물 젤라틴은 보통 수지·뼈·골수·피부 등으로 만드는데, 병에 걸린 조직이나 종양이 섞여 들어가기도 하고 동물이 먹은 독소나 호르몬이 섞여 있을 가능성도 있다. 심한 경우에는 광우병 같은 동물 병원체가 섞여 들어간다.

첨가물은 천연물질로 만들었느냐 합성물질로 만들었느냐에 따라, 그리고 개인의 민감성이나 반응 정도에 따라 알레르기 반응을 일으킬 수도 있기 때문에 안전하게 섭취하려면 라벨을 꼼꼼하게 살펴보아야 한다. 알약을 선택할 때는 코팅이 되었건 안 되어 있건 자연식품으로 만든 제품을 택하는 게 좋다.

캐나다의 의사 졸탄 P. 로나(Zoltan P. Rona)는 《자연치료 백과(The Encyclopedia of Natural Healing)》에 피로에서부터 기억력 감퇴, 우울증과 불면증에 이르기까지 첨가물에 알레르기 반응을 보인 다양한 사람들을 소개했다.

"건강한 사람들은 싸구려 (합성)비타민에 들어 있는 독성물질을 소량 먹는다고 해서 심각한 부작용을 겪지 않는다. 하지만 오랫동안 계속 먹으면 충분히 위험해질 수 있다. 이런 화학물질에 민감하게 반응하는 사람들은 전체 인구의 7%를 넘는다."

합성염료와 향료는 보통 어린이용 비타민 보충제에 들어 있다. 이런 첨가물은 아이들의 생장과 정신 건강에 나쁘다. 식용색소 적색40호와 황색5호는 특히 위험하며, 아스파탐·사카린 같은 인공감미료와 BHA·BHT·TBHG 같은 방부제도 조심해야 한다.

1999년 '공익을 위한 과학센터'에서 대조군 실험을 한 동일 분야

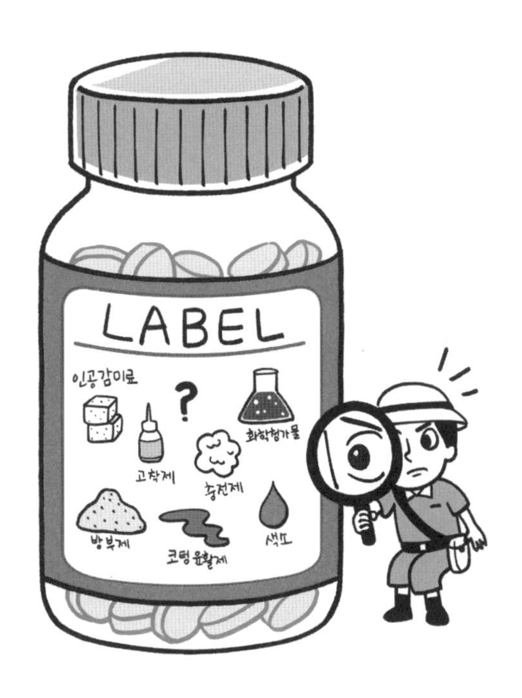

건강을 지키고 싶다면
비타민 제품 라벨에 적힌 화학첨가물들을
꼼꼼히 살펴보고 선택하자.

의 연구 23건을 검토해 그 결과를 발표했다. 모두 식용색소를 비롯한 첨가물이 주의력결핍과잉행동장애(이하 ADHD) 같은 아동의 행동에 미치는 영향력을 알아본 연구들이었다. 23건의 연구 중에 17건에서 "식용색소를 먹은 뒤 행동장애가 훨씬 심각해졌다"는 결론을 내렸다. ADHD는 보통 충동적 행동, 부산함, 주의력 감퇴, 집중력 상실 등의 증상으로 나타난다. 취학 아동의 17%가 ADHD라고 추정한 연구 결과도 있었다.

음식과 아이들의 행동발달의 관계를 밝힌 첫 번째 증거는 1970년대에 나왔다. 캘리포니아의 알레르기학자 벤저민 페인골드(Benjamin Feingold)는 어린아이에게 인공향료와 색소를 먹지 못하게 하면 행동·발달장애가 줄어들어든다는 것을 발견했다. 뒤에 나온 후속 대조군 연구에서도 유아용 비타민 보충제를 비롯해 시장에서 파는 가공식품이 아동의 조울증과 행동·발달장애를 일으키는 원인으로 지목됐다. '공익을 위한 과학센터'는 보고서에 특별한 권고 내용을 실었다.

"아이들이 먹는 비타민 보충제 제조업자들은 합성색소와 불필요한 첨가물을 최대한 사용하지 않아야 한다."

그러나 합성비타민 업계는 이런 권고와 경고를 계속 무시하고 있으며, 건강기능식품에 첨가된 화학물질은 여러 가지 방법으로 우리

삶에 커다란 영향을 미치고 있다. 미국 수영올림픽 대표선수 킥커 벤실(Kicker Vencill)은 2004년 아테네 올림픽에 출전 금지를 당했다. 자신도 모르게 스테로이드 전구체가 든 비타민을 먹은 것이다. 벤실은 2005년 비타민 제조사를 고소했고, 캘리포니아 법정에서 승소해 막대한 보상금을 받았다. 국제올림픽위원회(IOC)는 무작위로 건강기능식품 240개를 검사했고, 그중 5분의 1에서 IOC가 금지한 약물을 찾아냈다. 물론 보충제 라벨에는 그런 물질이 함유되어 있다는 사실이 적혀 있지 않았다.

합성비타민은 분명히 약품으로 취급돼야 한다. 합성비타민도 약처럼 불과 몇 mg만으로도 강력한 효능을 내는 정제된 화학물질이니까. 하지만 합성비타민을 측정하는 것만으로는 진짜 비타민과 영양소가 우리 몸에 들어가 어떤 작용을 하는지를 전혀 알 수 없다. 식물에서 유래한 천연영양소만이 정확하게 그 기준을 제시할 수 있다.

수천mg이나 되는 비타민C, 비타민E, 비타민A를 정맥주사로 맞으라는 제안을 들을 때가 있다. 이런 정맥주사는 면역세포를 자극할 뿐만 아니라 몸에 혼돈을 줄 수 있다. 즉 우리 몸은 정맥주사를 신진대사 재료로 쓰기는커녕 오히려 독소로 인식해 몸에 해로운 생화학적 연쇄반응을 일으켜 제거하려고 한다. 하지만 천연비타민은 몸과 혈액세포가 영양소로 인정해 쉽게 흡수, 사용하기 때문에 적은 양으로도 충분히 건강에 기여할 수 있다.

합성비타민 중에는 콜타르로 만드는 비타민도 있다. 화석 연료에서 추출한 노란 결정인 콜타르는 많은 합성비타민의 재료일 뿐만 아니라 색소, 페인트 같은 여러 화학물질의 재료이기도 하다. 콜타르는 식품업계와 화장품 업계에서 널리 쓰이는데, 일정 농도를 넘으면 발암물질로 작용한다.

식품에 첨가하는 모든 화학첨가물, 방부제, 무기농 화학물질, 독성물질은 언제나 소비자가 아니라 제조 과정의 마지막을 마무리하는 제조업자의 편의를 위해 사용된다. 제조업자는 제품이 오랫동안 보존되고 근사한 냄새로 소비자를 유혹하기를 바란다. 그리고 적은 투자로 최대의 이익을 얻기를 원한다. 제조업자가 화학물질을 적게 넣게 하려면 지갑을 여는 소비자들이 그런 물질을 적게 넣으라고 압력을 가하는 수밖에 없다.

지금 소개하는 화학첨가물의 종류 및 대표적인 화학첨가물들을 꼼꼼히 살펴보고 집에 있는 영양제의 라벨도 다시 살펴보자.

■ 영양보충제에 흔히 들어가는 화학첨가물의 종류

- **충전제**: 알약의 표준 규격을 맞추고 캡슐을 채우기 위해 사용하는 물질이다. 흔히 사용하는 비식품성 충전제인 탈크(활석가루. 발암물질로 알려져 있다)와 실리콘은 소화 및 흡수장애를 일으킬 수 있다. 옥수수가루, 젖당, 셀룰로오스, 소비톨, 인산칼슘은

식품 등급을 받은 충전제다.

- **고착제** : 알약의 구성물질을 한데 뭉쳐 단단한 알약을 만들기 위해 넣는 물질이다. 레시틴, 꿀, 소비톨, 아라비아고무, 셀룰로오스로 만든다.
- **분해제** : 알약이 소화관에 들어갔을 때 분해되는 것을 돕는 물질로, 알약이 부풀어올라 흩어질 수 있도록 돕는다. 천식 발작, 발진, 알레르기를 일으키기도 하고, 동맥에 프라그를 형성하거나 동맥경화를 일으키는 원인이 될 수도 있다.
- **감마제와 윤활제** : 약의 모양을 만들고 염색할 때 알약이 방출되는 것을 돕고, 제작 과정에서 알약이 기계를 거침없이 통과할 수 있도록 바르는 물질이다. 알약의 용해를 돕기 위해 스테아르산 마그네슘, 스테아르산 칼슘, 스테아르산을 사용할 수도 있다. 식물성 스테아린과 실리카(규소산화물)도 흔히 쓰는 윤활제다. 감마제 같은 인공물질은 소화를 방해하고 건강에 문제를 일으킬 수 있다.
- **감미료** : 건강기능식품에 주로 넣는 감미료는 자당, 과당, 말토덱스트린, 소비톨, 엿당 등이다. 감미료는 액체, 가루고체, 씹는 형태, 혀 밑에 넣는 건강기능식품에 두루 쓰인다. 인공감미료와 천연감미료가 있다. 인공감미료는 바이러스, 세균, 암의 영양분이 될 수 있기 때문에 건강에 특히 안 좋을 수 있다.

- **색소**: 건강기능식품을 예쁘게 치장하기 위해 사용한다. 서양무, 당근, 엽록소를 이용한 천연색소도 있지만 대부분은 건강에 좋지 않은 합성색소를 넣는다. 그중에서도 붉은 계열의 색소는 암을 유발할 수 있다.
- **코팅제**: 보존기간을 늘리고 습기를 방지하고 불쾌한 향이나 맛이 나지 않게 하기 위해 쓴다. 또한 알약이 입 안에서 풀어지지 않도록 하는 역할을 한다. 제약용, 제과용, 천연식품용 코팅제는 보통 셸락(Shellac)을 쓰는데, 셸락은 소화가 쉽게 되지 않으며, 석유화학제품으로 만든 코팅제는 발암물질이다. 앞에서 언급한 것처럼 셸락은 딱정벌레 날개로 만들 때가 많다. 옥수수나 야자수를 이용해 만든 천연식물 코팅제도 있다.
- **방부제**: 건강에 좋은 천연비타민C나 비타민E를 방부제로 사용하는 회사도 있지만 대부분은 비유기농 황이나 셀레늄 같은 합성물질이나 비타민을 사용한다.

■ 대표적인 화학첨가물들

- **하이드록시프로필 메틸셀룰로오스**: 인공눈물에 첨가하는 분해제이자 유화제로, 세균 번식을 막는 역할을 한다. 지금까지는 특별한 독성 작용은 알려지지 않았다.
- **스타치 셀룰로오스**: 충전제, 고착제, 분해제로 사용하는 식물성

물질이다. 옥수수로 만든 전분은 글루탐산(MSG)이 없다. 글루탐산은 한때 암을 일으킬 수 있다는 이유로 미국 정부에서 사용을 금지했지만, 식품업계가 판매 저조를 이유로 거세게 항의한 결과 다시 사용하고 있다.

- **크로스카르멜로오스 나트륨** : 식물섬유소로 만든 분해제다. 이 물질로 고착제를 만들 때는 엄청난 양을 넣기 때문에 잔여물이 남을 수 있다.
- **전분글리콜산 나트륨** : 감자, 옥수수, 밀, 쌀, 타피오카(카사바 열매 가루) 전분으로 만든 분해제다. 스테아르산 마그네슘처럼 물에 녹지 않는 물질이 포함되어 있을 때 알약이 분해되도록 넣는다.
- **이산화규소** : 실리카라고도 하며, 맛이 없는 투명한 가루다. 물에 녹지 않기 때문에 동맥경화의 원인이 될 수 있다. 주로 바닷가 모래로 만들며, 건강기능식품에 흡수제나 윤활제로 넣는다. 세라믹의 재료로 화합물을 문질러 닦거나 갈 때 쓴다.
- **하이드록시프로필 셀룰로오스** : 제약회사에서 흔히 사용하는 식물성 고무로, 건강기능식품에 분해제나 유화제로 넣는다. 소량을 섭취할 경우 특별하게 알려진 부작용은 없다. 이 물질로 고착제를 만들 때는 엄청난 양을 넣기 때문에 잔여물이 남을 수 있다.

- **식용색소적색 40호** : 식품, 제약, 화장품에 사용하는 불용성 색소이다. 국립암연구소는 식용색소적색 40호의 재료인 p-크레딘은 동물 실험에서 암을 일으켰다고 발표했다.
- **폴리에틸렌 글리콜 3350호** : 유화제, 고착제, 계면활성제를 만드는 물질로, 습기를 방지하고 산화를 막는다. 폴리에틸렌은 에틸렌 중합체로 일종의 수지이며, 글리콜은 알코올이다. 두 물질 모두 기침 같은 부작용을 일으킬 수 있다. 에틸렌 수지 같은 화합물은 보통 '플라스틱'으로 분류되며, 인체의 에스트로겐 균형을 해친다. 에스트로겐 수치가 높아지면 특정 암에 걸릴 수 있다. 이런 제품에서 발산하는 플라스틱 가스는 오염물질로 인체에 독성물질로 작용한다.
- **스테아린산마그네슘** : 동물이나 식물 재료로 만든 윤활제이자 표면 감마제이다. 물에 녹지 않으며 뚜렷하게 밝혀진 독성은 없지만 영양소의 흡수를 방해할 수 있으며, 보통 경화수지를 만들 때 쓰기 때문에 부작용이 있을 수 있다.
- **레진(수지)** : 고착제로 쓰이며 방수를 돕는다. 식물이나 합성재료로 만들 수 있으며 래커, 광택제, 잉크, 접착제, 합성플라스틱, 약품 제조에 쓴다. 합성수지로는 폴리비닐, 폴리스틸렌, 폴리에틸렌이 있다. 플라스틱처럼 레진도 대부분 가스화학 오염물이다. 플라스틱이 그렇듯이 레진도 독성을 띤다. 소화되지

않은 채 조직에 쌓이기 때문에 충분히 문제를 일으킬 수 있다.

- **제2인산칼슘** : 충전제나 증량제로 쓰는 인과 칼슘미네랄복합체다. 인산은 MSG에 민감하게 반응하는 사람에게 MSG를 먹었을 때 나타나는 증상을 유발할 수 있다.
- **폴리소르베이트 80** : 비이온계 활성제 중합체로 올레산, 팔미트산, 솔비톨, 산화에틸렌 등이 들어 있다. 식품, 화장품, 약품에 유화제, 분산제, 안정제로 사용하며 미생물을 발효시켜 만든다. 폴리소르베이트 60과 폴리소르베이트 80은 1-4다이옥신과 섞이면 암을 일으킬 수 있다. 다이옥신은 빠른 속도로 피부에 침투한다. 진공 여과장치를 이용하면 다이옥신은 쉽게 제거할 수 있지만 어떤 제품이 이 과정을 거쳤는지 알 수 있는 방법이 없다. 라벨에 표기하지 않아도 되는 내용이기 때문이다.
- **이산화티타늄** : 소화가 되지 않는 무기농 산화물로 건강에 아무런 이득이 없는 백색 색소다. 폐에 과민 상태를 일으키는 등 건강에 나쁜 영향을 미칠 수 있다. 페인트, 코팅제, 플라스틱 제품, 종이, 잉크, 섬유, 식품, 화장품 등 주로 제품을 치장할 목적으로 쓴다.
- **폴리비닐피롤리돈** : 분산제와 분산매로 쓰는 합성중합체다.
- **의약용 정제 유약** : 보통 코팅한 비타민 알약에 쓰는 셸락이다. 위산에 녹지 않는 셸락은 몸에 흡수되지 않는다.

라벨에 적혀 있지 않은 재료 알아내기

●

《너 자신이 의사가 되어라(Doctor Yourself)》의 저자 앤드류 W. 솔(Andrew W. Saul) 박사는 "자신이 즐겨 먹는 비타민 보충제의 재료를 알고 싶다면 직접 제조사에 연락해 '회사에서 만든 제품에 들어간 원료와 첨가제 목록을 달라'고 정중하게 요청하라"고 했다. 그러면 회사는 보통 다음의 4가지 중 한 가지 반응을 보이는데, 어떤 반응을 보이든 그것을 근거로 유용한 정보를 얻을 수 있다고 했다.

- 반응 1 : 제조사가 요청한 자료를 보내오지 않는다. → 그 회사의 신뢰도가 얼마나 형편없는지를 알 수 있다.
- 반응 2 : 제조사가 '좋은 재료를 사용했습니다'라는 애매모호한 답장을 보내왔다. → 분명히 숨기는 것이 있다.
- 반응 3 : 제조사가 라벨에 적힌 재료만을 적어 보내고 전체 재료를 공개하지 않는다. → 그 회사 제품을 사지 말아야 할 훌륭한 이유가 생긴 것이다.
- 반응 4 : 즉시 재료 목록을 보내온다. → 평판이 좋은 회사는 대부분 이런 반응을 보인다. 재료 목록을 살펴보아 천연식품을 이용해 안전한 비타민을 만들었다면 구입해도 좋을 이유가 충분한 것이다.

우리가 물려받은 천연 건강유산을 지켜야 한다

식품에서 추출한 단일 비타민은 결코 건강을 유지하고 질병을 치료하는 만병통치약이 될 수 없다. '인체는 다양한 것을 필요로 하는 복합계'라고 총체적 관점으로 접근하지 않는다면 합성비타민은 제조 기계 속에 들어 있는 감마제와 다를 바 없다.

현재 상호보완적 접근법 혹은 통합적 접근법이라고 알려진 통합의학(전인치료)은 식물성 식품과 건강한 생활습관에 약초 치료를 더하면 건강한 몸으로 오래 살 수 있다는 고대 사상에 그 뿌리를 두고 있다. 이런 고대 의학사상을 가장 잘 구현한 위대한 의사는 기원전 5세기에 살았던 그리스인 히포크라테스일 것이다. 히포크라테스는 '음식이 약이 되게 하고, 약이 음식이 되게 하라'고 했다.

히포크라테스처럼 상호보완적 치료법을 행한 의사들은 몸의 각 부분을 분리해서 생각하지 않았다. 질병을 밝히고 치료할 때는 환경과 생활습관이 미치는 영향력을 포함해 몸과 마음의 모든 측면을 철저하게 살폈다. 약초와 음식을 이용한 통합적 치료법이 필요하다는 견해는 이집트, 동인도, 중국 같은 다른 고대 지역에서도 똑같이 나타난다.

그러나 1800년대 중반, '질병에 관한 세균 이론'이 등장하면서부터 약초로 병을 치료하고 통합철학을 바탕으로 자연과 균형을 맞추어 살아야 한다는 믿음이 사라지기 시작했다. 루이 파스퇴르는 높은 열을 가해 세균을 죽이는 살균법을 개발했는데, 그가 이룩한 혁신은 질병을 일으키는 병원균을 공격하는 특별한 화학약품을 개발할 수 있다는, 마법의 탄환을 만들 수 있다는 믿음을 형성하는 데 공헌했다. 이를 계기로 세균은 크게 줄일 수 있었지만, 질병을 통합적이고 체계적으로 치료해야 한다는 생각은 점차 옛이야기처럼 치부되고 말았다. 그렇게 해서 마법의 탄환은 서양의학의 새로운 성배가 되었다.

마법의 탄환에 전적으로 의존하는 치료는 사실 병의 증상만 완화시키는 것뿐만 아니라 화학요법으로 인해 심각한 부작용을 부르기도 한다. 그런데도 우리 사회의 의학은 자신들이 질병의 증상과 원인까지 완전히 치료하고 있다고 생각하면서, 처음에 처방한 약 때문에 문제가 생기면 또 다른 약을 처방해 증상을 감추는 일을 반복하고 있다. 많은 사람들이 스스로 건강을 지켜야 할 책임을 버리고 수년간 약을 오용한 결과를 바로잡는다며 새로운 약을 택할수록 마법의 탄환은 '우리가 질병을 즉시 치료할 수 있다'는 신화를 부추기면서 더 큰 권한을 얻게 되었다.

이미 살펴보았듯이 제약회사는 '화학을 통한 더 나은 삶'을 약속한 화학 마니아들 덕분에 이득을 얻고 있다. 제약 업계 지도자들은 이미 많은 약품을 합성하고 개발했던 경험이 있기 때문에 비타민 보충제 시장이 열리자마자 시장의 상당 부분을 장악할 수 있었다. 그리고 합성비타민을 공급하고 판매를 촉진하는 유일한 주체였던 제약회사는 독점권을 가지고 새로운 건강기능식품 시장을 효과적으로 통제했다. '화학을 통해 더 나은 삶을 살 수 있다'는 대중의 상상력이 그런 회사들을 모든 산업체 가운데 가장 큰 부를 창출하는 1, 2, 3위 부자로 만든 것이다.

질병의 근원적 원인을 제거하지 않은 채 증상만 치료하는 것으로는 오랫동안 건강하게 지낼 수 있을 확률이 아주 낮다. 합성물질 만능주의에서 벗어나 건강을 지키고 질병을 치료하려면 새롭고도 통합적인 방법이 필요하다. 중국이나 인도에서는 현대식 병원 옆에 전통 병원이 함께 있는 모습을 볼 수 있다. 같은 지붕 밑에 있는 한 병동에서 수술을 받고 다른 병동에서 약초와 식이요법을 처방받는 것이다. 서양에서는 통합의학적 접근법이 아직 걸음마 단계이지만, 자연을 기반으로 하는 전통 치료의 중요성과 자기책임이 치료에 가장 중요하다는 것을 깨닫는 사람들이 늘어나면서 점점 더 인기를 얻고 있다. 그나마 다행이다.

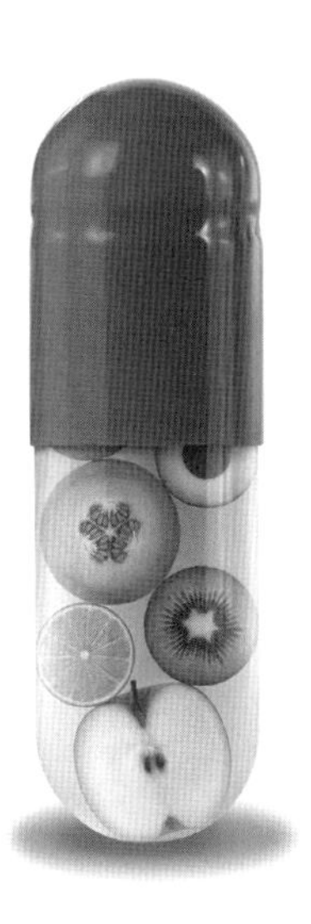

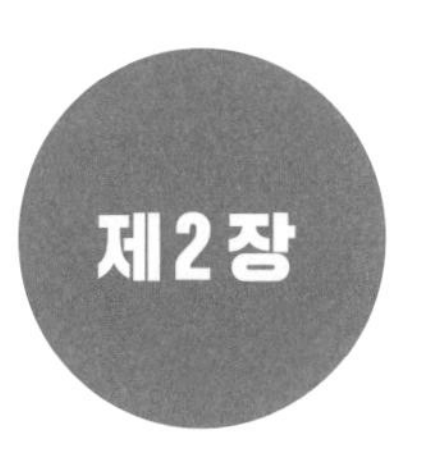

오메가-3와 비타민, 어떻게 보충해야 건강하게 잘살 수 있을까?

오메가-3는 기름의 오염 여부를 따져 먹어라

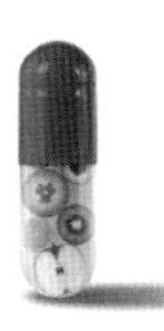

영양보충제도 유행이 있다. 유행을 감지한 제약회사들은 특정 질병이 이슈가 될 때마다 자사 제품이 최후의 해결책인 양 선전한다. 최근에는 생선기름으로 만든 오메가-3지방산을 심장 질환과 정신 질환에 특효약인 것처럼 선전하면서 소비자들의 지갑을 열게 하고 있다.

진실을 얘기하면, 사람들의 오메가-3 섭취량은 적지 않다. 그런데도 오메가-3 제조업자들은 생선기름으로 만든 오메가-3 보충제만이 우리가 오메가-3를 섭취할 수 있는 유일한 방법이라고 말한다. 문제는 생선기름이다. 그 이야기를 하기 전에 오메가-3의 역할을 알아보자.

오메가-3지방산은 몸과 마음이 제대로 기능하려면 반드시 있어야 하는 필수지방산(EFA)이다. 오메가-3 같은 필수지방산은 심혈관계, 생식계, 면역계, 신경계의 기능을 돕는 역할을 한다. 자세히 말하면 심장박동, 혈압, 혈액 응고, 출산, 수태 등에 관여하고 면역력을 높여 염증과 감염을 막는다. 신경을 발달시키고 감각계 형성에도 도움을 주기 때문에 유아는 물론 태아와 젖을 먹는 갓난아기의 성장에 꼭 필요하며, 임산부도 적정량을 섭취해야 한다. 또한 체내에서 지방을 운반하고, 혈당을 안정화시키고 식욕을 억제하고 심장을 보호한다고 알려진 프로스타글란딘의 생성을 돕는다. 하지만 체내에서 생성되지 않기 때문에 반드시 음식으로 섭취해야 한다. 호두나 녹황색 채소를 먹음으로써 충분히 섭취할 수 있다.

필수지방산 중에서도 오메가-3는 '좋은 지방'이라는 평가를 받고 있다. 오메가-3가 건강을 증진하고 질병을 예방한다는 임상 증거들은 많다. 뇌, 신경, 피부, 혈관, 면역 기능에 꼭 필요한 영양소로서 관절염 · 암 · 심장병 · 다발성경화증 · 섬유근육통 · 체중 증가 · 주의력결핍장애 · 알츠하이머 · 우울증 · 뇌졸중 · 당뇨병 · 피부 질환 등을 치료하고 예방한다고 여러 연구 결과들이 밝히고 있다. 세포가 최상의 영양소를 흡수하고 해로운 물질을 배출하려면 세포막을 만들고 보수해야 하는데 그때도 오메가-3가 반드시 필요하며, 알츠하이머 뇌 병변을 막아 알츠하이머병을 치료하고 예방한다는 연구 결과도 있다. 이러한 근거 자료들을 토대로 미국 식품의약품국은 오메가-3를 '건강한 지방' 목록에 집어넣었으며, 심장 질환 관련 단체들도 '권장 영양소'로 인정했다.

돼지비계나 버터에 들어 있는 동물성 포화지방산과 달리 오메가-3는 고도불포화지방산이다. 포화지방산과 고도불포화지방산은 지방산을 구성하는 탄소 사슬과 결합한 수소 원자의 수를 나타내는 말이다. 포화지방산과 달리 고도불포화지방산은 상온에서도 냉동실에 보관해도 액체 상태를 유지한다. 올리브 오일 같은 단일불포화지방산은 상온에서는 액체이지만 냉장고에 넣으면 단단하게 굳는다.

적당히 먹는다면 지방산은 모두 몸에 좋지만 오메가-3지방산이 건강을 증진하고 질병을 예방하는 능력은 타의 추종을 불허한다. 영양학적으로 중요한 오메가-3로는 알파리놀렌산, 에이코사펜타엔산(EPA), 도코사헥사엔산(DHA)이 있다.

오메가-3지방산은 아주 다양한 식품 속에 들어 있다. 가장 인기가 있는 식품은 육류지만, 그리 추천하고 싶지 않다. 그럴 만한 이유가 있는데, 잠시 뒤에 그 이유를 살펴볼 것이다. 식물 중에는 치아(chia)씨, 라즈베리씨, 호박씨, 호두, 대마씨, 아마씨, 새싹, 바닷말, 녹조류, 갈조류, 곡물 가루, 앵초 오일, 브라질너트, 참깨, 아보카도, 발아한 씨앗, 녹황색 채소(케일, 시금치, 겨잣잎, 콜라드 잎)에 많이 들어 있다.

오메가-3를 충분히 섭취하지 않거나 불균형한 섭취를 했을 경우에는 심장병, 암, 인슐린 저항성, 천식, 낭창, 정신분열증, 우울증, 산후우울증, 노화 촉진, 뇌졸중, 비만, 당뇨, 관절염, 주의력결핍장애, 알츠하이머병 같은 심각한 문제가 생길 수 있다. 오메가-3 결핍을 주의력결핍장애의 큰 원인으로 보는 전문가는 아주 많다.

또한 오메가-3는 몸속에 독성이 쌓이는 것을 방지해 심각한 질병을 예방하므로 충분히 섭취하지 않으면 자유라디칼 분자와 독성물질, 스트레스와 관계 있는 생화학물질이 혈액에 머물며 순환해 관절염은 물론이고 암이 생길 수 있다.

양식 생선은 대부분 중금속에 오염되어 있다

●

오메가-3는 카놀라유, 연어 · 고등어 · 정어리 · 안초비 · 흰날개다랑어 같은 생선과 생선기름, 물개나 돌고래 등의 해양생물을 통해서도 섭취할 수 있다. 하지만 나는 해양생물을 섭취할 때 주의를 기울일 것을 권고한다. 생선기름을 먹는 것이 좋다는 말들을 많이 하는데, 생선기름이 정말 안전하고 몸에 좋을지는 생각해볼 문제이기 때문이다.

예전의 어머니들은 아기의 건강을 위해 매일 대구간의 기름을 먹였다고 한다. 70년 전이라면 가능한 이야기다. 강과 바다에서 깨끗한 물고기를 잡아 올릴 수 있었으니까. 하지만 **지금은 상황이 변했다. 강과 바다는 엄청난 독성물질로 오염되었으며, 그 속에 사는 생명체 역시 오염되었다. 시판되는 생선 중에서는 참치가 가장 많이 오염됐을 것이다.** 미국을 비롯한 여러 나라 정부에서 참치 소비량을 줄이라고 권고하는데, 그 이유는 참치에 수은 같은 중금속이 위험할 정도로 많이 들어 있기 때문이다.

수은은 뇌기능장애, 신경 발육 불능 같은 여러 질병을 일으켜 중추신경계에 심각한 영향을 미칠 수 있다. 중년 남성은 수은이 많이 축적돼 있는 생선(연어, 넙치, 고등어, 대구, 가재, 새우 등)의 섭취를 피해야 하는데, 심장 질환의 발병률을 높일 수 있기 때문이다. 핀란드 쿠오피오대학교 연구자들이 42~60세의 핀란드 남성 2,682명의 식습관과 건강을 비교한 결과, 수은을 많이 섭취한 경우 심장 및 혈관 질환의 발병률이 50~70%까지 증가했다. 〈미 심장협회지〉는 수은을 많이 섭취한 남성은 심장병 발병률이 60%까지 증가하고 심장마비로 죽을 위험이 70%까지 증가한다고 했으며, 2005년 2월 1일자 〈스크립스 하워드 뉴스 서비스〉에서 조앤 로위(Joan Lowy)는 "중년 남성은 수은 함량이 높은 생선을 먹지 말아야 한다. 심장병 발병률을 높이기 때문이다"라고 경고했다.

연어, 대구 같은 생선도 마찬가지다. 자연산 생선보다 양식 생선에 중금속이 훨씬 많이 들어 있다. 양식 어류는 보통 중금속이 많이 들어 있는 다른 생선을 먹고 자란다는 것이 그 이유다.

또한 양식어장에는 질병이 만연한데, 자연 상태와 달리 좁은 장소에 지나치게 많은 수가 갇혀 있으며, 세균을 억제할 산소량도 턱없이 부족하다. 게다가 양식 어장의 관리인들은 어류의 전염병을 막고 바이러스와 세균을 없애기 위해 엄청난 양의 항생제를 먹인다. 이 외에도 양식 어류는 시장성을 높이기 위한 색소, 질 나쁜 사료, 토양오염물, 좁은 공간에 많은 수가 서식하면서 생기는 체내 생화학물질에 오염되어 있다.

색소에 대해 설명을 덧붙이겠다. 양식 연어는 자연 서식지에서 살았다면 섭취할 수 있는 영양소들을 충분히 섭취하지 못하기 때문에 자연 연어와 빛깔이 다르다. 따라서 양식 어장에서는 소비자의 선택을 받기 위한 조치를 하는데, 소비자가 기대하는 색을 내기 위해 염색을 하는 것이 그중 하나다.

하나 더 덧붙이면, 많은 물고기가 시가테라(ciguatera) 독에 오염되어 있다. 만성피로증후군과 관계가 있는 시가테라 독은 산호초에 서식하는 작은 물고기가 먹는 바닷말에 들어 있는데, 사람은 그런 작은 물고기를 먹고 사는 커다란 물고기를 먹음으로써 시가테라 독을 섭취하게 된다.

산패된 생선기름은 발암물질이다

그러면 오메가-3 보충제를 만들 때 쓰이는 생선기름은 어떨까? 기름 분자는 산소에 노출되면 파괴되는데, 생선기름 역시 산소에 일정 기간 노출되면 산패되기 때문에 알려진 것과 달리 생선기름을 섭취하는 것은 건강에 좋지 않을 수도 있다. 양식업자들이 산패된 생선살과 기름을 양식 어류에게 먹인다면 그 생선의 지방은 더욱 변질되어 암을 유발하는 악취 나는 지방이 된다.

생선기름이 산화된 상태를 과산화지질 오염이라고 한다. 생선기름이 오메가-3 보충제의 재료가 된 이유는 단 하나, 어류 업계의 과도한 마케팅과 로비 활동 때문이다. 그 영향으로 일반인과 기초과학을 제대로 연구할 시간이 없는 전문가들은 "생선과 생선의 부산물은 좋은 식품자원"이라고 믿게 되었다.

이 같은 믿음은 1990년대에 붉은 살코기가 심장 질환과 높은 콜레스테롤, 고혈압과 관계가 있다는 언론 보도와 함께 시작됐다. 어류 업계는 생선과 생선으로 만든 제품이 붉은 살코기를 대체할 좋은 식품이라고 선전했다. 하지만 이는 위험천만한 신화이다.

내가 이렇게 말하는 데는 이유가 있다. 첫째 이유는 'EPA와 DHA의 섭취'다. EPA와 DHA는 부신피질호르몬인 코르티손(강력한 항염증·항알레르기 작용으로 류머티즘성 관절염과 천식 치료에 효과가 있다)을 생성하는 전구체 물질로, 식물성 식품으로도 섭취할 수 있다. **몸이 가진 기본 기능 중 하나는 자연식품이나 천연영양제로 EPA·DHA 같은 필수영양소를 만드는 것인데, 생선기름으로 만든 EPA나 DHA를 섭취하면 체내 신진대사 과정을 앞지르게 되어 장기적으로 심각한 문제가 생길 수 있다.** 인위적인 영양소를 섭취하는 것도 문제지만, 몸에서 직접 만들 수 있는 영양소를 돈을 주고 구입하는 것 역시 현명한 일이 아니다. EPA나 DHA 같은 체내 생성 영양소를 사먹을 때 이득을 얻는 집단은 그런 영양소를 만들어 파는 제조업자들뿐이다.

둘째 이유는 '산패'다. 50년쯤 전에 대구 간의 기름을 개 사료에 넣었더니 암으로 죽을 확률이 20배나 높아진 일이 있었고, 음식을 통해 생선기름을 많이 섭취했더니 독성물질인 과산화지질이 다량 생성되었다. 한 남성은 정자가 완전히 사라졌다. **물고기가 물(산소가 풍부하다)에서 죽으면 생선기름은 즉시 산패되기 때문에 오메가-3를 만들 재료로는 부적합해진다. 생선기름은 아주 불안정하기 때문에 산소, 빛, 열에 노출되면 그 즉시 산화된다. 즉 부패한다. 부패한 생선기름은 발암물질이다.**

생선기름 제조업자들은 생선을 여과한 뒤에 죽은 생선의 악취를 감추려고 방부제와 합성비타민E, 아스코르빈산(합성비타민C) 같은 항산화제를 첨가한다. 그 뒤에는 소비자가 냄새를 맡지 못하도록 캡슐에 담는다. 그 캡슐을 열어보면 어김없이 산패한 기름 냄새가 난다. 생선기름을 여과해 방부처리하고 냄새를 제거하면 발암물질이 될 수밖에 없다.

뉴질랜드 연구팀은 산화 부산물이 담긴 생선기름을 조사했는데, 그 결과 캡슐에 담겼을 때 생선기름이 훨씬 빨리 부패된다는 사실을 알아냈다. 생선기름은 생선을 통째로 으깬 뒤에 화학용제를 넣고 열을 가해 추출할 때가 많다. 열처리 과정과 용제 찌꺼기 때문에 더 많은 발암물질이 생길 수 있다. 생선기름은 질병을 예방하기보다는 질병을 유발하는 위험한 물질일 수 있는 것이다.

한번 생각해보자. 누구든 산패되고 오염된 생선이 눈앞에 있으면 먹지 않을 것이다. 그런데 왜 캡슐 속에 들어 있는 산패되고 오염된 생선기름은 기꺼이 먹는가? 생선기름에는 긴 사슬을 형성하고 있는 n-3 유도체, EPA와 DHA가 들어 있다. n-3 유도체는 건강을 증진하는 식물성 기름보다 25배나 열, 산소, 빛에 취약하다. 게다가 식물성 기름보다 나쁜 분자가 훨씬 많이 들어 있다.

흔히들 심각하게 생각하지 않지만, **생선기름에는 생선살에 들어 있는**

것과 똑같은 오염물질도 들어 있다. 더구나 생선기름을 가공할 때도 문제가 생기며 살충제, 수은, 다이옥신, 유기염소계 농약도 생선기름을 오염시킨다. 이런 독성물질을 제거하려면 더 많은 가공 처리가 필요한데, 그 때문에 생선기름 분자는 더 파괴된다.

또한 수은 함량이 높은 생선의 경우 그 기름에도 수은이 많이 들어 있다. 질병통제센터의 자료에 따르면, 미국의 경우 가임기 여성의 약 10%에서 수은 수치가 심각할 정도로 높게 나타났다. 수은 수치는 생선을 많이 먹는 나라일수록 높다. 다양한 연구를 통해 밝혀진 대로라면 체내에 수은이 쌓이는 주요 원인은 생선과 생선기름이다. 몸에 수은이 많이 쌓이면 불임, 고혈압, 신경계 질환, 내분비계 질환에 걸릴 수 있다.

생선기름은 마가린 같은 쇼트닝에 많이 들어가고, 비누나 페인트를 만들 때 감마제로 널리 쓰인다. 제품 라벨에는 '생선기름'이라고 적혀 있지만 사실 돌고래 같은 해양동물의 기름이 들어가는 경우도 있다. 물개 기름에는 오메가-3가 많이 들어 있다. 하지만 정말 물개나 돌고래를 먹고 싶은가? 이왕이면 식물에서 추출한 오메가-3나 청정지역에서 서식한 자연산 생선에서 추출한 오메가-3를 산패되지 않게 보존 가공한 보충제를 먹을 것을 권한다.

카놀라유는 식용이 아니다

●

오메가-3를 먹는 가장 좋은 방법은 신선한 채소를 먹는 것이다. 아마씨 기름은 '생선기름이 오메가-3를 공급하는 가장 좋은 자원'이라는 엉터리 신화가 생기기 훨씬 전인 기원전 650년 무렵에도 건강에 좋다고 알려져 있었다. 서양의학의 아버지 히포크라테스는 점막 염증 치료와 복통에 아마가 좋다고 했다.

오메가-3를 함유한 식물에는 비타민C나 비타민E, 타닌 같은 산패를 막는 항산화제가 풍부하게 들어 있다. 그래서 식물성 오메가-3에는 산패를 막기 위해 비타민E 같은 항산화제를 넣을 필요가 없다. 이미 식물 속에 여러 가지 항산화제가 가득 들어 있기 때문에 공기가 통하지 않는 용기에 넣으면 오랫동안 보관할 수 있다.

그런데 식물성 기름 중에서 먹지 말아야 할 것이 하나 있다. 카놀라유가 그것이다. 서양유채꽃으로 만든 카놀라유는 강력한 방충제로, 여러 생물체가 독성으로 인식한다. 사람도 카놀라유를 묽게 희석시켜 진디를 죽이는 데 사용해왔다.

카놀라유는 곤충을 쫓는 데는 탁월하지만 식품은 아니다. 카놀라유는 잡지에 채색할 때 사용했고 비누, 합성고무를 만들 때 기계에 쓰는 윤활유였다. 카놀라유는 당연히 공업용이어야지, 부엌 선반에 놓이거나 식료품점 선반에 놓일 기름이 아니다. 카놀라유를 조리에 사용하게 된 것은 누군가가 카놀라유는 생산·가공 과정이 쉽고, 포화지방산이 들어 있지 않다는 것을 발견했기 때문일 것이다.

카놀라유는 많은 주부들의 인기를 얻고 있다. 현재 식료품점 선반에 있는 제품 중에는 카놀라유로 구운 제품이 많다. 하지만 포화지방산이 없는 것은 자동차 오일도 마찬가지다. 그렇다면 자동차 오일도 샐러드에 쳐서 먹을 것인가? 식품이 아닌 카놀라유는 절대로 오메가-3 공급원이 될 수 없다. 카놀라유를 섭취할 경우 시력 감퇴, 중추신경장애, 호흡기 질환, 빈혈, 변비, 심장 질환, 암, 갓난아기의 저체중, 과민 반응이 생길 수 있다.

비타민 4형제만은 항상 함께 섭취하라

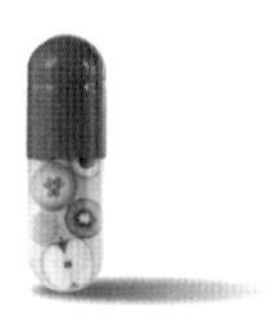

"하나를 위한 전부, 전부를 위한 하나!"

이는 비타민 형제들을 위한 구호다. 그중에서도 특히 비타민A, 비타민D, 비타민E, 비타민K는 자연식품을 섭취할 때 함께 몸속으로 들어가 질병을 막는 방어막을 구축해준다.

자연에서 활성요소만을 꺼내 연구실에서 비타민을 합성하려는 시도는 프랑켄슈타인이라는 괴물을 만들겠다는 시도와 다르지 않다. 자연식품에서 비타민을 보조하는 인자들을 모두 제거한 합성영양소는 자연의 최고 성취물이 아니라, 그저 진짜를 흉내 낸 그림자일 뿐이다.

비타민A(베타카로틴, 레티놀)

비타민A는 세포 분열, 세포 성장, 배아 발달, DNA 합성, 호흡기관 · 소화관 · 비뇨기의 점막 유지 등 다양한 역할을 한다. 빛을 전기신호로 바꾸고 자유라디칼에 의한 손상을 막기 때문에 시력을 유지하는 데도 꼭 필요하다. 비타민A가 결핍되면 점막이 말라 감염되기 쉽고, 빛이 약할 때 보는 능력이 떨어지면서 야맹증이 오기 쉽다.

베타카로틴은 비타민A 전구체로, 인체는 베타카로틴을 비타민A로 바꾼다. 자연이 만든 베타카로틴은 항산화 물질로서 면역력을 강화하고, 암을 물리치는 데도 일조한다.

반면 합성비타민A는 특정 암의 발병률을 높인다. 1994년 4월 14일자 〈뉴잉글랜드 의학지〉에는 10년 동안 핀란드에서 진행한 연구결과를 담은 '남성 흡연자의 폐암 및 기타 암을 유발하는 비타민E와 베타카로틴의 효능'이 게재됐다. 비타민E와 베타카로틴(비타민A)이 실제로 폐암을 비롯한 여러 암의 발병률을 낮추는지를 알아보기 위해 무작위로 추출한 표본을 대상으로 실시한 이중맹검 연구였다. 실험 대상은 50세부터 69세까지의 남성 흡연자 2만 9,133명이었으며, 그 결과는 여러 신문에 "건강기능식품은 암을 예방하는 데 도움이 되지 않는다"는 머리기사로 실리기도 했다.

핀란드 과학자들은 합성비타민A(합성베타카로틴)는 전혀 항산화제 역할을 하지 않는다고 결론지었다. 식품을 통해 섭취한 비타민A 같은 진짜 항산화제만이 심장 근육, 폐, 동맥의 조기 파열을 막을 수 있다는 것이다. 합성베타카로틴을 먹은 사람은 심장마비, 뇌졸중, 폐암 발병률이 위약을 먹은 사람보다 7%나 높았다.

합성비타민A는 신체에 필요한 비타민 작용을 전혀 하지 않았다. 게다가 하루 동안 식품으로 섭취한 20mg 정도의 다른 50가지 항산화물질의 활동을 막음으로써 항암 기능도 떨어뜨렸으며 독성물질이 체내에 유입됐을 때처럼 면역계, 간, 신장에 무리를 주었다. 독성물질을 분해해 밖으로 배출하기 위해 인체가 더 많은 일을 해야 하기 때문이다.

■ 합성비타민A의 독성

자연 상태에서 비타민A는 다음과 같은 물질들과 함께 작용한다.

- 레티놀
- 레티노이드
- 레티날
- 카로티노이드
- 카로틴
- 지방산
- 비타민C
- 비타민E
- 비타민B
- 비타민D
- 효소
- 미네랄
- 호르몬
- 산소

이 물질들을 제거한 합성비타민A는 생물적 기능을 하지 못하는, 천연비타민의 단편일 뿐이다. 합성비타민A 중에는 레티놀이나 레티놀산으로만 만들어진 제품도 있다. 이러한 합성영양제를 먹고 원하는 효능을 얻으려면 위의 물질들을 함께 섭취해야 한다.

비타민A는 많이 복용할 경우 '비타민 과다증'이라 불리는 비타민A 독성 중독에 걸리는데, 이는 '정제한' 합성비타민 때문에 생긴다. 천연비타민A는 절대로 일으키지 않는 질병이다.

비타민A 과다증은 다음과 같은 증상을 유발한다.

- 종양 증가
- 관절 악화
- 골다공증
- 면역 억제
- 간과 비장 팽배
- 선천적 결손증
- 입, 눈, 피부의 극심한 건조 현상

비타민A는 대마, 새싹, 아보카도, 녹조류, 갈조류, 해조류에 들어 있다. 베타카로틴이라고 불리는 비타민A 전구체는 채소에 가장 많다. 당근, 호박, 고구마, 해바라기 싹, 단호박, 붉은 후추, 칸탈루프, 핑크그레이프루트, 망고, 살구, 양배추, 브로콜리 싹, 시금치·케일 같은 녹황색 채소 등에 들어 있으며 색이 짙을수록 베타카로틴이 많다.

비타민A(베타카로틴, 레티놀)

비타민A 보충제는 비타민A 전구체인 베타카로틴의 형태로 섭취해야 한다.

- **함유 식품 :** 당근, 호박, 고구마, 해바라기 싹, 단호박, 붉은 후추, 칸탈루프, 핑크 그레이프루트, 망고, 살구, 양배추, 브로콜리 싹, 시금치·케일, 대마, 새싹, 아보카도, 녹조류, 갈조류, 해조류
- **결핍 증상 :** 야맹증, 안구 건조, 시력 저하 및 상실
- **독성 증상 :** 간 손상, 과민 반응, 무기력, 생리불순, 정신 질환, 면역 억제, 골다공증, 관절 악화, 종양 증가

비타민D

치아를 건강하게 하고 뼈를 튼튼하게 하려면 비타민D가 꼭 필요하다. 비타민D는 미네랄 대사와 뼈 성장에 관여하는 호르몬 전구물질로 체내 칼슘과 인의 흡수를 돕는다.

비타민D는 골다공증을 예방하고 우울증을 치료하는 효과도 있는데, 지용성 비타민이기 때문에 남은 양은 체내 지방에 저장되었다가 필요할 때 방출되어 쓰인다.

비타민D는 인과 마그네슘의 흡수를 촉진하지만, 가장 극적인 효능은 장에

서 칼슘 흡수를 촉진한다는 것이다. 비타민D는 칼슘을 장의 내강에서 상피조직을 거쳐 혈액으로 운반하는 단백질이 발현되도록 자극한다. 그래서 비타민D가 없으면 소화기관은 칼슘을 제대로 흡수하지 못한다.

비타민D는 일주일에 2~3회, 15분씩만 햇빛을 받으면 필요한 양이 충분히 생성되기 때문에 '햇빛 비타민'이라고도 불린다. 비타민D라는 용어는 여러 스테로이드계 분자를 합한 용어다. 콜레칼시페롤로 알려진 천연비타민D_3는 전구체 분자인 7-디하이드로콜레스테롤이 빛에너지를 흡수하면 동물과 사람의 피부에서 생성된다. 따라서 건강한 사람이 햇빛 아래에서 활동하기만 한다면 굳이 비타민D 보충제를 먹을 필요가 없는 것이다.

효모가 만드는 비타민D_2(에르고스테롤)는 효모에 자외선을 쐬면 생긴다. 효모에 빛을 쐬어 만든 에르고스테롤은 천연비타민이 아니라 인공물질로 비타민D라는 이름을 달고 영양강화식품이나 영양보충제에 들어간다.

생물학자들은 합성한 에르고스테롤이 천연비타민보다 열등하다는 사실을 밝혔다. 1936년 〈생화학회지〉에는 G. 서플리(Supplee), S. 안스바허(Ansbacher), R. 벤더(Bender), G. 플래니건(Flanigan)이 작성한 보고서 '비타민D의 효능에 관한 우유 구성물질의 작용'이 실렸는데, 다음과 같은 사실을 밝히고 있다.

"최신 보고서에 따르면 병아리와 어린아이의 구루병 치료 능력은 효모에 빛을 쐬어 인위적으로 만든 에르고스테롤보다 자연식품으로 만든 비타민D가 100배 정도 뛰어나다."

1937년에는 합성비타민D가 선천적 결손증을 일으킬 수 있다는 사실이 알려졌다. 〈오하이오 주립 의학지〉에는 이런 글이 실렸다.

"비오스테롤(합성비타민D의 한 형태)과 젖산칼슘을 복용한 여성 90명의 태반에서 정상적인 예상량이나 발현량을 초과하는 석회침착(calcification) 현상이 나타났다. … 태아의 머리가 덜 여물었고, 두개골 봉합선이 흐릿했고, 일반적인 골화 현상과 과숙산(過熟産, 정상적인 임신기간은 40주이지만 태아의 체중에 관계 없이 임신 기간이 42주 이상인 경우)이 보고되기도 했다. 진통은 길어졌다… [W. 브렘(Brehm), '태반 석회 침착을 유발하는 임신기간 내 비오스테롤의 잠재적 위험성)]."

합성비타민D는 안전 수치와 독성 수치가 종이 한 장 차이이며, 과도하게 섭취할 경우 신장에 무리가 생기고 경련성 복통, 구토, 매스꺼움을 유발한다. 성인의 경우 합성비타민을 단 한 차례 50mg 이상 먹는 것만으로도 위험해질 수 있다. 오랜 시간 합성비타민D를 복용하면 신체조직에 칼슘 결정이 쌓여 심장, 폐에도 문제가 생길 수 있다.

우리 연구소는 놀랍게도 전체 인구의 40% 정도가 비타민D에 결핍되어 있다는 사실을 알았다. 비타민D 결핍증은 특히 아이들에게 심각한 문제를 일으키기 때문에 여러 국가에서는 우유에 합성비타민D를 넣으라고 규정했다. 안타까운 것은 우유를 비롯한 유제품은 권장하고 싶은 음식이 아닌데도 많은 사람들이 여전히 우유를 필수식품이라고 생각하고*, 우유를 비롯한 유제품 대부분에 비타민D를 첨가한다는 것이다.

자연 상태에서 비타민D를 함유한 식품은 많지 않다. 민물조류, 해조류, 표고버섯, 식용 풀에 소량 들어 있으며, 가장 좋은 천연비타민D 생성법은 모든 파장이 들어 있는 햇빛을 쐬는 것이다.

비타민D

- **함유 식품 :** 민물조류, 해조류, 표고버섯, 식용 풀에 소량 들어 있다. 가장 좋은 천연비타민D 생성법은 모든 파장이 들어 있는 햇빛을 쐬는 것이다.
- **결핍 증상 :** 시각 장애, 반점을 만드는 피부 질환, 긴장 결여, 피부·머리카락·손발톱 약화
- **독성 증상 :** 빈혈, 식욕 부진, 구토, 설사, 신장 장애, 사망

* 유제품 섭취 문제에 관해서는 코넬대학교 생화학자인 T. 콜린 캠벨의 《The China study: he most comprehensive study of nutrition ever conducted and the startling implicat》 참고. 국내에서는 《무엇을 먹을 것인가》라는 제목으로 출간되었다.

비타민E

비타민E는 지용성으로, 자연에는 8가지 형태(알파 · 베타 · 감마 · 델타 토코페롤, 알파 · 베타 · 감마 · 델타 토코트리에놀)로 존재한다. 각 형태마다 기능이 다르다. 비타민E로 인식되는 것은 주로 알파토코페롤로, 혈액과 조직에 많이 들어 있다. 알파토코페롤은 영양학적으로 아주 중요한 역할을 한다고 알려져 있기 때문에 대부분 알파토코페롤을 비타민E라고 생각한다.

알파토코페롤은 강력한 생물학적 항산화제로 세포 활동의 부산물인 자유라디칼이 세포를 공격하지 못하게 막는다. 자유라디칼이 세포를 손상시키면 심혈관계 질환, 암, 조기 노화의 원인이 될 수도 있다.

비타민E(토코페롤)는 밀의 싹, 옥수수, 견과류, 종자, 올리브, 시금치, 아스파라거스, 녹황색 채소, 조리하지 않은 식물성 기름, 새싹에 D(dextro. 편광을 쏘면 분자의 회전 때문에 빛이 항상 오른쪽으로 꺾이는 것) 형태로 들어 있으며, 생물학적으로 중요한 작용을 한다. 합성비타민E는 L(levo. 편광을 쏘면 분자의 회전 때문에 빛이 항상 왼쪽으로 꺾이는 것)형 토코페롤이다(라벨의 성분표시를 보면 성분명 앞에 'dl–'이 붙어 있다). 합성비타민E는 다른 부분을 제거하고 필요한 성분만 추출해 만들기 때문에 진짜 비타민이 아니다. 천연비타민이 모두 그렇듯이, 비타민

E 역시 토코페롤을 비롯해 여러 보조인자들이 함께 있어야만 제 기능을 한다. 흔히 제약회사에서 만드는 합성비타민E는 제 기능을 99% 가량 상실한 약이라 할 수 있다.

세포막의 필수 성분인 지방은 자유라디칼의 산화 작용에 아주 취약하다. 지용성 비타민인 알파토코페롤은 자유라디칼의 활동을 막아 세포막의 지질이 파괴되지 않게 한다. 세포막을 유지하는 일 외에도 알파토코페롤은 지질과 단백질로 구성된 저밀도 지질단백질(LDL)에 조밀하게 들어 있는 지방이 산화되지 않게 한다. 지질단백질은 지방이 혈관을 건드리지 않고 이동하게 돕는데, 저밀도 지질단백질은 간에 있는 건강한 콜레스테롤을 다른 조직으로 운반한다. 이 단백질이 산화되면 심혈관계 질환이 발생할 수 있다. 알파토코페롤은 중요한 세포 신호전달 물질인 단백질 키나아제 C의 활동을 억제하고 면역세포와 염증세포의 발현과 활성에 관여한다.

흔히 나쁜 콜레스테롤이라고 불리는 저밀도 콜레스테롤이 산화되면 동맥이 막혀 죽상동맥경화증이나 심장마비가 생길 수 있다고 한다. 그런데 천연비타민E를 섭취하면 저밀도 콜레스테롤의 산화를 막아 심장동맥 질환을 막거나 지연시킬 수 있다. 또한 심장마비와 뇌졸중의 원인인 혈전이 생기는 것을 막는다.

비타민E를 많이 섭취하면 심장 질환이 발병할 비율이 낮아진다는 연구 결과도 있다. 간호사 9만 명을 대상으로 진행한 실험에서 비타민E가 풍부한 식사를 한 사람들은 심장 질환 발병률이 30~40% 정도 낮았다. 실험에서 피실험자들이 섭취한 식품과 건강기능식품에 들어 있는 비타민E의 양은 32~1,500mg였고, 평균섭취량은 139mg이었다.

합성알파토코페롤은 천연알파토코페롤과 다르다. 화학적으로 합성해서 만든 알파토코페롤은 8가지 이성질체(분자식은 같아도 화학구조가 다른 화합물)를 합쳐놓은 것이지만, 천연알파토코페롤은 이성질체가 한 가지(RRR-알파토코페롤 혹은 d-알파토코페롤)뿐이다.

합성비타민에는 RRR이나 d-알파토코페롤이 12.5% 정도밖에 들어 있지 않다. 인체는 천연알파토코페롤을 가장 잘 흡수한다. 합성알파토코페롤에는 8가지 이성질체(알락 혹은 dl-알파토코페롤)가 들어 있기 때문에 인체에 흡수되지 않는다. 따라서 합성비타민E의 생체이용률은 크게 떨어질 수밖에 없다.

정부 출자기관인 캐나다 국립연구회의가 비타민E의 체내 흡수율을 연구한 결과 자연 형태로 섭취하는 것이 합성 제품을 섭취할 때보다 생체이용률이 2배 높았다.*

---

* 버튼(Burton) G. W, M.G. 트레이버(Traber), R. V. 아커프(Acuff) 외 여러 명의 '중수소 처리를 한 천연비타민E와 합성비타민E 섭취에 따른 사람의 혈장과 조직의 알파토코페롤의 양', 〈미 임상영양학회지〉 67호 669~684쪽, 1998년)'/R. V. 아커프, R. G. 던스워스(Dunsworth), L. W. 웹(Webb) 외 여러 명의 '임신 중 중수소 표지를 단 토코페롤 운반', 〈미 임상영양학회지〉 67호 459~464쪽, 1998년

비타민E가 결핍되면 심각한 영양실조, 알파토코페롤 전이 단백질의 유전자적 변형, 지방 흡수 장애 같은 문제가 생긴다. 낭포성섬유증(염소 수송을 담당하는 유전자에 이상이 생겨 신체 여러 기관에 문제를 일으키는 선천성 질병)이나 원발쓸개관간경화(지방을 소화시킬 수 없어 지용성 비타민 흡수도 할 수 없는 질병)를 앓는 아이는 비타민 결핍 증상을 보일 수도 있다. 비타민 결핍증이 심각해지면 균형과 조정 능력에 문제가 생기고 근육이 약해질 수 있다.

특히 아직 완전히 자라지 않은 신경계는 비타민E 결핍증에 취약하다. 비타민E가 심각하게 결핍된 상태로 태어나면 자연식품으로도 치료할 수 없기 때문에 빠른 속도로 신경계에 결핍 증상이 나타난다. 반면 성인이 된 뒤에 비타민E 흡수장애를 겪으면 10년에서 20년 동안 증상 없이 살 수 있다.

비타민E

- **함유 식품 :** 해바라기 싹, 아몬드, 개암, 잣, 아보카도, 밀의 싹, 옥수수, 견과류, 종자, 올리브, 시금치, 아스파라거스, 녹황색 채소, 조리하지 않은 식물성 기름, 새싹
- **결핍 증상 :** 빈혈, 무기력, 척수 및 말초신경 퇴행
- **독성 증상 :** 멀미, 위장에 가스 참, 설사, 알레르기 접촉성 피부염

비타민 K

비타민K는 장에 서식하는 좋은 세균에 의해 생성된다. 그러나 많은 사람들이 건강한 장내 세균을 가지고 있지 않기 때문에 자연식품이 제공하는 비타민K를 먹어야 한다.

비타민K는 혈액응고에 관여하는 간 단백질을 만드는 데 꼭 필요하다. 비타민K는 트롬빈의 전구체 물질인 프로트롬빈 생성에 관여하는데, 트롬빈은 혈액응고에 관여한다고 알려진 13개의 단백질 중 6개 단백질을 만드는 데 관여하는 중요한 물질이다. 그러므로 항응고제를 복용하는 사람은 비타민K 섭취에 주의해야 한다.

비타민K는 뼈 형성에도 관여하기 때문에 제대로 섭취하지 않으면 골밀도가 낮아질 수 있다. 비타민K 보충제를 섭취하고 뼈를 생화학적으로 측정하면 골밀도가 개선된 것을 확인할 수 있다. 1999년 〈미 임상영양학회지〉에 실린 '간호사의 건강 연구'에 따르면 비타민K를 하루에 110mg 이상 먹은 여성은 그보다 적게 섭취한 여성보다 골반 뼈가 부러질 확률이 30% 이상 낮았다. 2000년 〈미 임상영양학회지〉에 실린 또 다른 '간호사의 건강 연구' 결과에 따르면, 상추 같은 푸른 잎 채소를 매일 먹는 사람은 일주일에 한 번 먹는 사람에 비해 골반 뼈가 부러질 확률이 절반에 불과했다. '프레이밍햄 심장 연구'도 비타민K를 충분히 섭취하면 골반 굴절률을 줄일 수 있음을 밝혔다.

자연이 만드는 비타민K는 독성 작용이 거의 없지만, 합성비타민K는 심각한 부작용을 낳는다. 합성비타민K를 많이 섭취하면(1만mg 이상) 홍조, 발한, 황달, 빈혈이 생길 수 있다. 미국 식품의약품국은 비타민K-3(메나디온) 보충제 판매를 금지하고 있다. 독성이 아주 강하기 때문이다.

비타민K가 결핍되는 일은 거의 없지만, 쓸개에 문제가 있어 지방을 제대로 흡수하지 못하면 결핍증이 생길 수 있다. 비타민K가 결핍되면 체내 출혈과 코피가 날 수 있다. 신생아가 비타민K에 결핍되면 출혈성 질환과 수술 후 출혈이 생기는데, 신생아가 비타민K를 충분히 섭취하려면 모유 수유를 하는 엄마가 비타민K를 충분히 섭취해야 한다.

비타민K는 시금치, 상추, 브로콜리, 콜리플라워, 양배추, 새싹(특히 양파 새싹), 해조류, 올리브 오일, 녹차에도 들어 있다. 이 중에서 특히 카페인이 없는 녹차를 추천한다. 영양보충제는 시금치나 케일 추출물로 만든 것을 추천한다. 비타민K의 체내 흡수율을 높이려면 식이성 지방을 함께 먹는 게 좋다.

비타민K

- **함유 식품 :** 시금치, 상추, 브로콜리, 콜리플라워, 양배추, 새싹(특히 양파 새싹), 해조류, 올리브 오일, 녹차
- **결핍 증상 :** 혈액 희석
- **독성 증상 :** 혈액 응고

비타민B군은 가공하지 않은 식품으로 보충하라

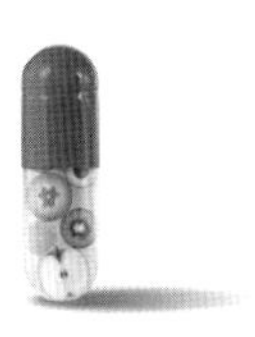

몸에 필요한 비타민B군은 보통 하나의 비타민이라고 생각하기 쉽다. 영양학적 역할이 비슷하기 때문이다.

공식적으로 확인된 비타민B군은 8가지다. 하지만 비공식적으로 인정받지 못한 비타민B군 4가지를 포함해 알려지지 않은 인자도 많이 있다. 알려진 8가지는 티아민(B_1), 리보플라빈(B_2), 나이아신(B_3), 판토텐산(B_5), 피리독신(B_6), 비오틴(B_7), 엽산(B_9), 코발라민(B_{12})으로 모두 건강에 아주 중요한 필수영양소이다. 비타민B군에 붙은 숫자는 해당 비타민이 발견된 순서이다.

비타민B군이 우리 몸에 꼭 필요한 이유는 다음과 같다.

- **세포 증식** : 신진대사에 필요한 기능을 하거나 상처가 나고 병이 났을 때는 새로운 세포가 필요하다. 비타민B군은 새로운 세포와 조직을 만드는 데 꼭 필요하다.
- **신경계 건강** : 비타민B군이 부족하면 기억력이 나빠질 수 있고 자극에 반응하는 시간이 느려진다.
- **심장 건강** : 간호사 8만 명을 대상으로 진행한 연구에서 비타민B군인 엽산과 피리독신(B6)이 밀접한 관계가 있으며 동맥 관련 질환을 예방한다는 증거가 처음으로 나왔다. 미국에서 가장 중요한 사망 원인인 조기사망을 예방하려면 담배를 끊고, 콜레스테롤 수치를 낮추고, 혈압을 조절하는 것만큼이나 과일, 채소, 통곡물 혹은 비타민B군 보충제를 먹는 것이 중요하다[E. B. 림(Rimm), W. C. 윌레트(Willett), F.B. 후(Hu) 외 여러 명의 '식품과 보충제에 들어 있는 엽산 및 비타민B6와 여성의 심장동맥 질환의 관계', 〈미의학회지〉 279호, 359~364쪽, 1998년].

비타민B군은 또한 탄수화물을 포도당(체내 에너지 공급원)으로 분해하며, 신경계가 제 기능을 할 수 있게 돕는 지방과 단백질을 분해하고 위와 장의 근수축에 꼭 필요한 물질이다. 피부, 머리카락, 눈,

입, 간 등 여러 신체기관의 건강과도 밀접하게 관련되어 있다.

비타민B군은 관련 효소들이 모두 있는 상태에서 제 기능을 완벽하게 발휘한다. 하지만 일상적인 식사만으로는 하루에 필요한 비타민B군을 모두 섭취할 수 없는데, 우리가 주로 먹는 가공식품은 대부분 비타민B군이 제거되어 있기 때문이다. 비타민B군이 없으면 신진대사가 이루어지는 동안 단백질, 지방, 탄수화물을 에너지로 바꿀 수 없다.

비타민B군은 수용성이기 때문에 인체에 쓰이고 남은 양은 체내에 저장되지 않고(토양에 사는 세균이 만드는 비타민B_{12}는 제외) 소변으로 배출된다.

비타민B_1(티아민)

티아민이라고도 불리는 비타민B_1은 탄수화물과 지방을 에너지로 바꾸고 탄수화물과 지방 대사에서 독성물질이 생성되는 것을 예방함으로써 심장과 신경계의 손상을 막는다. 비타민B군은 대부분 음식을 에너지로 바꾸는 역할을 하는데, 특이하게도 **티아민은 뇌를 포함한 신경계가 충분히 포도당을 흡수할 수 있도록 돕는다. 티아민이 부족하면**

건망증, 우울함, 피곤함을 겪는다.

그러나 합성티아민은 다르다. 1939년 바네트 슈어(Barnett Sure) 박사는 〈네이처〉에 충격적인 연구 결과를 발표했는데, 합성티아민이 실험 대상인 돼지들의 불임을 유발했다는 심각한 내용이었다. 이처럼 벌써 오래 전에 합성티아민이 동물에게 해롭다는 사실이 밝혀졌는데도 어째서 제조업자들은 아직까지도 비타민B_1을 비롯한 건강기능식품을 계속 생산하는 것일까? 불행하게도 현대문명은 남용할 경우 죽음에 이를 수 있다거나 중독성이 있다는 통계자료를 제시하지 않는 한 약품 라벨에 '위험' 표시를 하지 않는다.

합성티아민은 영양소를 강화한 빵, 시리얼, 파스타에도 들어 있지만 식품을 통해 천연티아민을 먹을 것을 권한다. 천연티아민은 브라질너트, 싹튼 종자, 싹튼 콩, 발아 현미 등 과일과 채소에 들어 있다.

비타민B_1 (티아민)

- **함유 식품 :** 브라질너트, 싹튼 종자, 싹튼 콩, 발아 현미, 밀 싹, 고구마 순, 완두 싹, 옥수수 싹, 양배추
- **결핍 증상 :** 각기병, 두통, 과민 반응, 피로, 혼수상태, 신경 장애
- **독성 증상 :** 알레르기 반응

비타민B_2(리보플라빈)

리보플라빈은 비타민B_2의 또 다른 이름이다. 리보플라빈은 각종 대사에 중요한 역할을 하는 조효소의 구성 성분으로 탄수화물, 지방, 단백질을 분해해 에너지로 만들며 피부와 점막을 유지하고 눈의 각막, 신경초, 적혈구 생성에 관여한다.

또한 특정 단백질과 결합해 산화환원반응을 촉매하는 산화환원효소를 형성한다. 즉 기질에서 전자를 받거나 기질에 전자를 줌으로써 리보플라빈 조효소는 환원되거나 산화되고 기질은 산화되거나 환원된다. 특히 활성산소에 의한 산화환원반응은 세포를 손상시키는데, 이 반응을 억제하면 많은 질병을 극복할 수 있다.

리보플라빈은 면역계가 호흡기관과 소화기관에 점막을 만들어 보호할 수 있게도 해준다. 감염에 대항하는 항체의 작용을 돕고 신경계, 눈, 피부, 손발톱, 머리카락을 보호한다. 체내 리보플라빈 함량이 높을 경우 노인도 기억력 시험에서 좋은 점수를 받는다는 연구 결과도 있다.

나이아신(비타민B_3)과 피리독신(비타민B_6)이 제대로 기능하려면 리보플라빈이 있어야 한다. 리보플라빈은 피리독신을 활성화시키며, 신경계를 진정시키는 신경전달물질인 트립토판이 나이아신으로 전환할 때도 꼭 필요하다. 리보플라빈이 부족하면 트립토판이나 나이아신 같은 다른 비타민도 흡수가 제대로 되지 않아 결핍될 수 있다.

비타민B_2 (리보플라빈)

- **함유 식품 :** 양배추 싹, 카뮤(kamut) 순, 옥수수, 메밀 싹, 옥수수 싹
- **결핍 증상 :** 입과 혀의 점막 이상, 피부와 생식기 발진, 신경장애, 빈혈
- **독성 증상 :** 종양 성장(합병증 발병 가능)

비타민B_3(나이아신)

나이아신으로도 불리는 비타민B_3는 50가지가 넘는 인체 기능에 관여하는데, 모든 비타민B군이 그렇듯 탄수화물과 지방을 에너지로 전환하고 단백질 대사, 특정 호르몬 생성, 적혈구 생성과 혈류량 증가를 돕는다.

나이아신은 에너지 생산에 꼭 필요한 물질이기는 하지만, 그것이 인체에 나이아신이 필요한 첫 번째 이유는 아니다. 나이아신이 맡은 중요한 역할은 혈당 수치를 조절하는 것이다. 지방산을 만들고, 식욕을 높이고, 소화를 돕고, 피부와 신경의 건강을 유지시킨다.

나이아신은 해조류, 조리하지 않은 싹튼 견과류, 새싹에 들어 있다. 콩과 식물에도 소량 들어 있다.

비타민 B_3 (나이아신)

- **함유 식품 :** 통밀, 카뮤 싹, 갈조류, 홍조류, 해조류, 조리하지 않은 싹튼 견과류
- **결핍 증상 :** 심혈관계 질환
- **독성 증상 :** 갈증, 가려움, 두통, 메스꺼움, 구토, 십이지궤양, 간 질환

비타민 B_5 (판토텐산)

판토텐산은 간세포에 조효소(코엔자임A)의 형태로 들어 있으며, 많은 생명 반응에서 중요한 역할을 한다. 음식을 에너지로 전환하려면 반드시 판토텐산이 있어야 한다. 상처를 치료하는 일도 하는데, 판토텐산을 먹거나 판토텐산으로 만든 연고를 피부에 바르면 상처가 낫는 속도가 빨라지고 상처 난 조직이 빨리 아문다. 간에서 독성 물질을 제거할 때도 판토텐산이 필요하다.

판토텐산은 중요한 조효소인 코엔자임A와 ACP를 만들 때도 필

요하다. 코엔자임A는 몸에 필요한 지방, 콜레스테롤, 스테로이드계 호르몬, 신경전달물질인 아세틸콜린, 멜라토닌 생성에 필요하다. ACP는 코엔자임A처럼 지방산 생성에 관여한다. 지방산은 일종의 지질로, 여러 생리 기능에 꼭 필요한 지방 분자다. 코엔자임A와 ACP 같은 조효소는 지방과 탄수화물로 에너지를 만들 때, 중요한 몇 가지 호르몬을 만들 때, 건강한 적혈구를 만들 때, 비타민D를 만들 때도 필요하다.

판토텐산은 싹 튼 통곡물, 콩과 식물, 브로콜리, 브로콜리 싹, 고구마, 양배추에 들어 있다.

비타민B_5 (판토텐산)

- **함유 식품 :** 참깨, 아보카도, 유기농 애플, 살구 씨, 싹 튼 통곡물, 콩과 식물, 브로콜리, 브로콜리 싹, 고구마, 양배추
- **결핍 증상 :** 호흡기 감염, 피로, 불규칙한 심장 박동, 소화계 질환, 발진, 어지러움, 근육 경련, 방향감각 상실
- **독성 증상 :** 설사, 탈수

비타민B_6(피리독신)

비타민B_6는 세포 생성과 자극에 중요한 역할을 한다.

비타민B_6하면 보통 피리독신(PN)을 생각한다. 현재 비타민B_6로 분류된 물질은 6가지다. 피리독살(PL), 피리독신(PN), 피리독사민(PM)과 이 세 물질에 인이 붙은 피리독살5-인산염(PLP), 피리독신5-인산염(PNP), 피리독사민5-인산염(PMP)이다. PLP는 활성 조효소로 신진대사에 중요한 역할을 한다.

비타민B_6를 하루에 2mg 정도만 먹어도 인체는 60가지가 넘는 효소를 만들 수 있다. 비타민B_6는 면역 기능을 돕고, 적혈구와 신경계를 건강하게 하며, 월경통을 줄여준다.

피리독신은 녹색 채소, 곡물, 해바라기 싹, 해조류에 들어 있다.

비타민B_6 (피리독신)

- **함유 식품 :** 녹색 채소, 곡물, 해조류, 싹튼 고구마, 양배추 싹, 밀 싹, 망고씨, 방울다다기양배추, 해바라기 싹
- **결핍 증상 :** 발진, 발작, 수근관 증후군, 빈혈
- **독성 증상 :** 불안함, 근육 약화, 전신 무력증

비타민B_7(비오틴)

수용성 비타민인 비오틴은 처음 발견되고 B군으로 분류될 때까지 거의 40년이 걸렸다.

비오틴은 머리카락과 손발톱을 건강하게 유지하고, 지방과 아미노산이 제대로 대사하는 데 필요하다.

비오틴은 발아한 곡물, 싹튼 팥, 현미에 들어 있다.

비타민B_7 (비오틴)

- **함유 식품 :** 발아한 곡물, 싹튼 팥, 현미, 참깨버터, 아몬드, 호두, 개암, 대마 씨
- **결핍 증상 :** 방향감각 상실, 수전증, 기억 상실, 언어 장애, 불안정한 걸음걸이, 하지불안증후군
- **독성 증상 :** 연골부 침식

비타민B_9(엽산)

엽산은 세포 분열, DNA와 RNA(세포 안에서 DNA 정보를 운반) 생성

에 관여하는 것은 물론 비타민B_{12}, 비타민C와 함께 작용해 단백질을 분해하고, 헤모글로빈(산소와 이산화탄소를 운반하는 적혈구에 들어있다)의 생성을 돕는다. 근육을 강화하고 체력을 기르고, 사라진 세포를 대신할 새로운 세포를 만들고, 적혈구·피부세포·소장 점막세포처럼 수명이 짧은 세포가 빠른 속도로 증식하는 데도 엽산이 필요하다.

엽산이 선천적 결손증과 심장 질환, 심지어 암까지 예방한다는 사실이 밝혀지면서 1998년 이후로 빵, 시리얼, 파스타, 쌀 같은 곡물 제품에 엽산을 첨가하기 시작했다. 그러나 **엽산은 새싹과 발아 곡물, 신선한 잎채소를 통해 충분히 섭취할 수 있다. 영양보충제를 먹지 않아도 식품만으로 엽산 결핍으로 생기는 모든 장애를 막을 수 있는 것이다.**

엽산 결핍은 흔히 나타나는 영양결핍증으로, 적혈구 세포가 줄어드는 거대아구성 빈혈의 원인이 된다. 거대아구성 빈혈은 허약함, 피로, 두통, 과민반응, 집중력 감퇴, 호흡 곤란을 유발한다.

비타민B_9 (엽산)

- **함유 식품 :** 순무 잎, 브로콜리 싹, 상추, 가르반조콩, 병아리콩
- **결핍 증상 :** 유산, 임신 중독, 선천적 결손증, 신경기능 장애, 심장 질환
- **독성 증상 :** 신장 팽만증과 신장 질환을 유발하는 신독성(renal toxicity)

비타민B_{12}(코발라민)

토양에 사는 미생물에서 얻는 비타민B_{12}는 비타민B군 가운데 가장 복잡한 영양소다. 비타민B_{12}에는 독특하게도 코발트가 함유되어 있다. 그 때문에 비타민B_{12}와 비슷한 작용을 하는 물질을 코발라민이라고 부른다.

코발라민은 적혈구의 건강을 유지한다고 알려져 있다. 인체가 이용하는 비타민B_{12}는 메틸코발라민과 5-디옥시아데노실 코발라민이다. 합성보충제에 들어 있는 코발라민은 대부분 시아노코발라민이다.

우리 연구소에서 연구한 결과 미국인의 절반 이상이 비타민B_{12}를 체내에 충분히 비축하고 있지 않았다. 비타민B_{12}가 부족하면 적혈구가 산소와 영양소를 제대로 운반하지 못해 치명적인 빈혈에 걸릴 수 있다. 또한 뇌에 문제가 생겨 기억을 상실할 수도 있고, 심한 경우 알츠하이머병에 걸릴 수도 있다.

비타민B_{12}는 DNA, RNA, 미엘린(신경섬유를 보호하는 흰색 수초의 구성물질) 생성과 유지에 반드시 필요하며, 신경계가 제 기능을 하는데도 꼭 필요하다. 적혈구 외에도 신체 내 모든 세포가 성장하고 분열하려면 비타민B_{12}가 필요하다. 면역 작용에 반드시 필요한 백혈구의 건강도 비타민B_{12}가 지켜준다. 피리독신, 엽산과 함께 탄수화물, 지방, 단백질을 세포가 쓸 수 있는 에너지로 전환시키는 것도 비타민B_{12}의 역할이다.

비타민B_{12}는 밀의 싹과 벼의 싹에 풍부하게 들어 있지만, 그것만으로는 필요한 양을 충분히 섭취할 수 없다. 민물에서 자라는 조류와 해조류는 물론 영양보충제로도 섭취해야 한다.

영양보충제는 반드시 천연 재료로 만든 것을 먹자. 밀과 쌀 추출물을 토양 미생물, 천연비타민B군 복합체와 섞은 것을 권한다.

비타민B_{12} (코발라민)

- **함유 식품 :** 녹조류, 대두 발효 식품, 양배추, 유기농 녹황색 채소 주스, 밀 싹, 벼의 싹, 민물에서 자라는 조류와 해조류
- **결핍 증상 :** 악성빈혈, 입술 · 코 · 말단 부위로 퍼져나가는 찌릿찌릿한 통증, 감기에 잘 걸리고 감염되기 쉬움. 쉽게 멍이 듦. 혈액 응고 실패
- **독성 증상 :** 알레르기 반응 및 발진

아스코르빈산은 비타민C가 될 수 없다

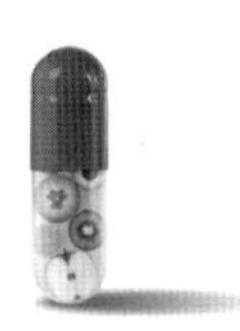

믿고 싶지 않겠지만, 세상에서 가장 인기를 끌고 있는 영양보충제 가운데 하나인 비타민C에는 추악한 진실이 있다. 비타민C 보충제를 꾸준히 먹으면 감기를 비롯한 여러 질병을 막고 몸의 저항력을 높여준다고 알고 있을 텐데, 그렇기는커녕 신체조직과 면역계를 해치기 때문에 우리 몸에서 쫓아내야 할 또 다른 독성물질일 뿐이다. 왜냐하면 전 세계인이 섭취하는 비타민C 보충제는 대부분 합성비타민C이기 때문이다.

비타민C는 열이나 빛을 쐬면 쉽게 산화되어 파괴된다. 아스코르빈산은 비타민C에서 항산화 역할을 하는 부분만 추출한 것인데 소비자들이 사먹는 것이 바로 이 물질이다. 아스코르빈산은 비타민C가 쉽게 산화되거나 분해되는 것을 막는 기능을 할 뿐이며 몸이 필요로 하는 필수영양소를 제공하지 못하는 또 다른 독소일 뿐이다.

아스코르빈산의 95% 이상이 천연아스코르빈산을 화학적으로 베낀 것이다. 전 세계적으로 아스코르빈산은 화학공장 몇 군데에서 옥수수 전분, 옥수수당, 휘발성 산을 발효시켜 만든다. 비타민 제조업자들은 이렇게 만든 아스코르빈산을 대량 구입해 자체적으로 보충제로 만들어 라벨을 붙인 뒤 '특별히 제조한 비타민C'라고 선전한다. 다른 회사의 제품과 거의 다르지 않은데도 말이다.

진짜 비타민C는 자연식품을 먹어야 섭취할 수 있다. 진짜 비타민C에는 천연의 아스코르빈산뿐만 아니라 바이오플라보노이드 헤스페리딘, 루틴, 쿼서틴, 타닌 같은 여러 보조인자와 미네랄이 함께 들어 있다. 그중 한 요소라도 빠지면 비타민C가 제 기능을 발휘할 수 없어 출혈, 피부를 비롯한 여러 기관의 조기노화, 신경 손상, 성기능 상실, 시력 감퇴 같은 비타민C 결핍증에 걸린다.

완전한 비타민C는 상처 · 화상 · 감염을 치료하고, 콜라겐과 피부 · 뼈 · 연골 · 치아 · 잇몸 건강에 필요한 단백질 생성에 관여하며, 신경전달물질인 노르아드레날린(혈류 조절)과 세로토닌(안정감, 즐거움, 수면을 촉진) 생성에 관여한다. 또한 철의 흡수를 촉진한다. 식물

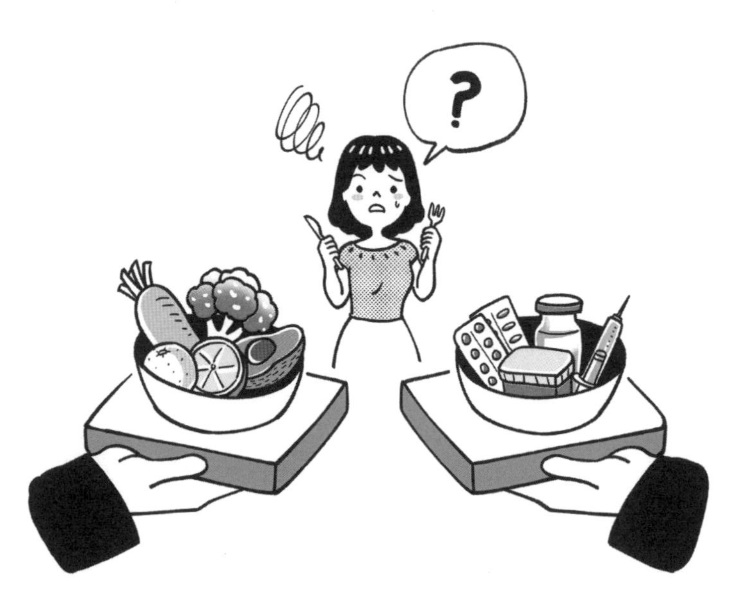

당신이 먹은 것은 영양소입니까, 독입니까?
일부 성분만 들어 있는 합성비타민C가 아닌
필요한 물질이 모두 들어 있는 천연비타민C를 먹어야 한다.

에 들어 있는 철은 비타민C가 풍부한 식품이나 자연식품으로 만든 비타민C 보충제와 함께 먹으면 훨씬 흡수가 잘된다.

합성비타민C의 탄생, 그 무시무시한 역사

1장에서 살펴보았듯이 1747년 스코틀랜드 해군 군의관 제임스 린드가 감귤류에 들어 있는 영양소(비타민C)가 괴혈병을 예방한다는 사실을 알았지만, 과학자들이 식품에 들어 있는 영양소의 가치를 연구하고 이해하게 되는 데는 그로부터 100년이라는 세월이 필요했다. 그때까지 과학의 발달 속도는 아주 느려 20세기가 시작되기 전까지 화학을 비롯한 대부분의 과학 분야에서의 기술 발달은 크게 두드러지지 않았다.

1912년에 노르웨이의 A. 호이스트(Hoist)와 T. 프뢰리히(Froelich)가 비타민C를 재발견하고 확인했으며, 1933년에는 취리히에 있는 스위스공과대학교 타도이츠 라이슈타인 박사가 최초로 비타민을 합성했다. 1932년에 헝가리 생화학자 센트죄르지 박사는 헥수론산(후에 아스코르빈산이라고 불린다)이라는 물질을 부신에서 추출했으며, W. A. 와프(Waugh)와 찰스 킹은 레몬에서 한 가지 비타민을 추출한 뒤 그 물질이 헥수론산과 동일한 물질임을 밝혔다. 1937년에 센트죄르지 박사는 비타민과 플라보노이드를 발견한 공로로 노벨상을 받으면서 동료들이 비타민에 관심을 돌리는 데 기여했다. 1939년에 산화 작용에 관해 쓴 글에서 박사는 이렇게 적었다.

> 모세혈관에서 출혈이 일어나는 출혈성 소질로 고생하는 한 오스트리아 동료가 편지를 보내왔다. 그동료는 자신의 병을 치료하기 위해 아스코르빈산을 먹고 싶다고 했다. 그때는 그에게 보내줄 만큼 충분한 양의 아스코르빈산이 없었기 때문에 파프리카를 먹으라고 했다. 파프리카에는 아스코르빈산이 많이 들어 있으니까.
>
> 그는 파프리카를 먹고 나았다. 훗날 내 친구인 루스녀크(St. Rusznyak)와 함께 순수한(실험실에서 만든) 아스코르빈산으로 출혈성 소질을 치료하려고 했지만 성공할 수 없었다. 파프리카로 출혈성 소질을 치료할 수 있었던 것은 그 안에 다른 물질이 들어 있기 때문임이 분명하다.

천연비타민C에 효능을 높이고 시너지 효과를 내는 다른 물질들이 들어 있음을 알아차린 센트죄르지 박사는 결국 또 다른 비타민복합체인 바이오플라보노이드 루틴을 발견했다.

다시 말하지만, 천연비타민은 흔히 합성비타민이라고 하는 단독 결정체와는 전혀 다르다. 천연비타민은 시너지 효과로 제 기능을 발휘하게 하는 다른 물질들(단백질, 효소, 미량원소, 호르몬, 식물영양소, 미네랄 등)과 늘 함께한다. 따라서 비타민과 영양소의 효과를 느끼고 싶다면 일부 성분만 들어 있는 합성비타민C가 아닌 필요한 물질이 모두 들어 있는 천연비타민C를 먹어야 한다. 오렌지, 아세로라, 라임 같은 과일도 좋지만 이들보다 비타민C가 훨씬 많이 들어 있는 암라베리를 추천한다.

바이오플라보노이드와의 상생관계

플라보노이드라고도 불리는 바이오플라보노이드는 몸에 좋은 식물성 화합물로 비타민C의 흡수를 돕는다.

바이오플라보노이드는 과일과 채소에 들어 있는 천연색소로 항산화 기능이 있고, 동맥을 건강하게 하고(케르세틴), 호르몬 균형을 맞추고(이소플라본), 눈의 망막을 보호한다(안토시아노사이드). 지금까지 찾은 천연색소는 800가지가 넘으며 대부분 노란색, 주황색, 갈색이다.

일부 과학자들은 비타민P라고도 알려진 바이오플라보노이드가 산소, 호르몬, 영양소, 항체를 세포에 전달하는 모세혈관을 조절한다고 믿는다. 모세혈관이 약하면 혈액이 혈관 밖으로 흘러나와 세포로 들어간다. 그렇게 되면 멍이 쉽게 들고 뇌와 망막, 잇몸에 출혈이 나는 등 문제가 생길 수 있다. 바이오플라보노이드는 혈액응고를 돕는다고도 알려져 있는데, 정맥염이나 혈색소 침착증 같은 혈액응고 관련 질환을 치료하는 데 도움이 될지도 모른다.

많은 바이오플라보노이드가 세포를 산화시키는 불완전한 분자인 자유라디칼을 제거하는 데 도움을 주고, 특정 영양소의 항산화 작용을 강화한다는 연구 결과도 있다. 아스코르빈산의 기능이라고 알려진 것 중에도 사실은 바이오플라보노이드의 기능인 것이 있다고 한다. 그러나 아스코르빈산과 바이오플라보노이드가 함께 작용하면 면역력이 강화된다는 것은 단일 성분의 비타민C보다 복합체인 천연 비타민C를 먹어야 한다는 사실을 말해준다.

바이오플라보노이드가 악성 세포의 성장을 멈추거나 늦추고, 발암물질이 심장과 혈구세포에 침입하지 못하게 막는다는 연구 결과도 많다. 바이오플라보노이드는 자연 항생제로 작용해 식중독의 원인균을 제거한다. 현재는 타박상과 출혈을 치료할 목적으로도 바이오플라보노이드를 연구하고 있다.

타닌, 엘라그산, 폴리페놀(카테킨)도 비타민C와 관계가 있다. 타닌은 요즘 건강 업계에서 주목하는 탁월한 항산화제로, 바이오플라보노이드와 비슷한 작용을 하는 플라보이드형 화합물이다. 타닌이 많이 들어 있는 차를 마시면 혈액에 철분이 과할 정도로 많거나 혈색소 침착증을 보이는 혈관이 세척된다. 혈색소 침착증은 철 흡수를 조절하지 못해 생기는 유전성 질환이다. 철이 과도하게 쌓이는 것은 200명당 1명 꼴로 나타나는데, 건강에 심각한 해를 끼치는 울혈성 심부전의 주요 원인이 된다.

카테킨이라고도 불리는 폴리페놀은 식물성 물질 중에서도 뛰어난 천연방부제이자 항산화제이며, 다른 분자와 결합해 독성을 제거한다.

엘라그산은 붉은 라즈베리(산딸기)나 인디언 구즈베리, 암라베리 같은 과일에 들어 있다. 세포 배지와 동물 실험에서 밝혀진 대로라면 암의 원인이 되는 특정 종양의 성장을 억제한다. 또한 발암물질이 DNA와 결합하는 것을 막고, 세포가 독소에 노출되어 암에 걸리는 것도 막는다. 엘라그산은 세균의 경우 변이를 일으키는 물질을 제거하는 역할도 하는 것 같다.

오하이오주립대학교의 게리 스토너(Gary Stoner) 교수는 2005년 6월 23일에 특허등록을 하면서 특히 검은 라즈베리(복분자)나 블루 라즈베리에 엘라그산이 들어 있어 암의 발병과 전이를 막는다고 했다. 치료제로서의 가능성은 분명히 있지만, 아직 사람을 대상으로 한 연구에서 특정 암을 치료한다는 신뢰할 만한 증거는 나오지 않았다. 엘라그산의 효능은 확실한 증거가 나올 때까지 좀 더 지켜봐야 한다.

천연과 합성을 구분하는 과학적 방법들

천연비타민과 합성비타민의 차이를 알 수 있는 방법으로 크로마토그램과 에너지 촬영이 있다.

크로마토그램은 비타민 분말과 물을 섞은 뒤 흡수성 종이에 뿌려 천에 나타나는 무늬를 관찰하는 방법이다. 천연비타민은 뚜렷한 대칭성을 나타내지만 합성비타민은 대칭성이 덜하다. 에너지 촬영은 물질의 전자기장을 측정하는 방법으로, 물질에 전류를 통하게 한 뒤 물질 안팎을 흐르는 전류를 촬영하는 것이다. 이 방식으로 촬영하면 과학자들이 전자기장이라고 부르는 형태를 촬영할 수 있다.

아래의 사진은 천연 암라베리의 비타민C와 합성비타민C(아스코르빈산)의 전자기장을 키루리안 사진 촬영법으로 촬영한 것이다. 천연물질인 암라베리의 비타민C는 아주 강한 생체 에너지장을 만들지만

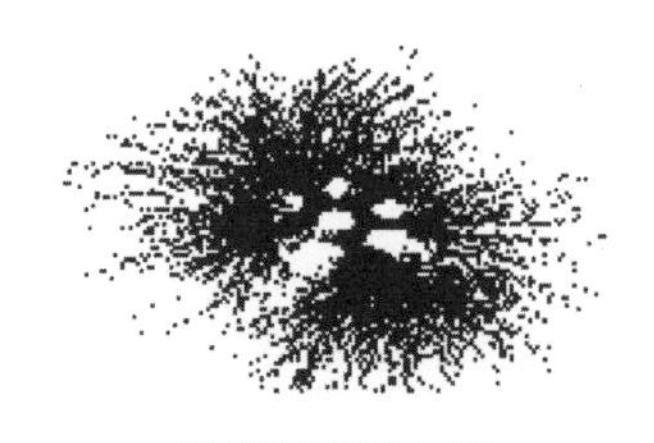

암라베리의 비타민C

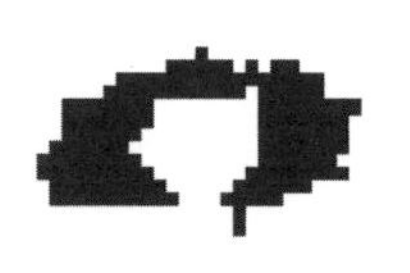

합성비타민C(아스코르빈산)

© 캘리포니아 코브(Cobb) 베딕과학연구소(Vedic Science Institute)

합성비타민C의 에너지장은 그렇지 못한 것을 알 수 있다.

식물로 만든 비타민C를 연구한 결과에 따르면 **합성비타민C는 천연 비타민C와 전혀 다르게 기능하며, 천연비타민C는 천천히 흡수되지만 생체이용률이 높다**. J. A. 빈슨(Vinson)이 오랫동안 연구했지만 발표는 하지 않은 '비타민C의 생체이용률'에 따르면, 감귤에서 추출한 비타민C는 합성비타민C보다 생체이용률이 12배나 높았다. 이는 천연비타민C는 혈장으로 더 많이 흡수되고, 오랫동안 몸속에 머물며, 소변으로 배출되는 양이 적다는 뜻이다. 또한 우리 몸이 이용할 수 있는 가치도 높다는 것을 의미한다.

비타민C는 정말 치아를 부식시킬까?

아스코르빈산을 너무 많이 씹으면 치아의 에나멜질이 마모된다는 경고는 아주 많았다. 하지만 그 문제를 다른 식으로 보는 연구도 있다. 씹어 먹는 비타민C 500mg을 씹어 먹으면 산이 생성되어 치아가 마모될 수 있지만, 250mg과 60mg으로 나누어 씹으면 먹으면 치아를 마모시킬 만큼 산이 생성되지 않는다는 것이다. 아스코르빈산 제제를 먹을 때 치아가 마모되지 않으려면 반드시 입을 물로 헹구라고 조언하는 건강 전문가도 있다.

이런 결과들은 모두 실험실에서 만든 비타민C를 가지고 진행한 연구를 통해 도출됐으며, 복용량이 많을수록 문제도 컸다는 사실을 반드시 기억해야 한다.

비타민C는 감귤류, 딸기, 칸탈루프, 토마토, 브로콜리, 고구마, 새싹, 순무 잎, 잎채소에 많이 들어 있다. 다른 과일과 채소에도 비타민C는 들어 있다. 서양까지밥나무, 클로버, 병아리콩 싹, 구아바, 키위, 피망도 비타민C 공급원이다.

비타민C

- **함유 식품 :** 감귤류, 딸기, 칸탈루프, 토마토, 브로콜리, 고구마, 새싹, 순무 잎, 잎채소, 콜리플라워, 서양까지밥나무, 클로버, 병아리콩 싹, 구아바, 키위, 피망, 파파야씨
- **결핍 증상 :** 괴혈병과 출혈, 부종, 상처 회복 둔화, 심혈관계 질환 및 암 발병
- **독성 증상 :** 과도한 배뇨 작용과 신장결석

미네랄이 부족하면 비타민의 흡수율이 떨어진다

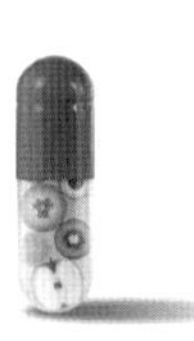

합성미네랄 대 천연미네랄에 관한 논쟁은 이 책의 중심 주제인 합성비타민과 천연비타민을 둘러싼 논쟁과 거의 유사하다.

사람이 제대로 성장하고 생식하려면 적어도 16가지 미네랄이 필요하다. 미네랄은 칼슘·인·마그네슘·칼륨·황·염소·나트륨처럼 하루에 100mg 이상의 많은 양이 필요한 다량미네랄과 철·아연·구리·아이오딘(요오드)·플루오르(불소)·크롬·셀레늄·망간·몰리브덴처럼 하루에 100mg 이하의 적은 양이 필요한 미량미네랄로 나뉜다. 이 16가지에 속하지 않는 브롬·카드뮴·바나듐·

주석 · 니켈 · 알루미늄 · 실리콘 등도 미량미네랄이다.

미네랄은 뼈의 성장과 신진대사, 세포막에서의 영양소 이동, 근육 운동에 관여하며 혈액과 효소의 구성 성분이기도 하다. 미네랄은 생명활동에 아주 중요하지만, 몸무게에서 차지하는 비율은 4% 정도밖에 되지 않는다. 더구나 미량미네랄이 차지하는 비율은 0.1%에 불과하다.

식품의 미네랄 함량은 곡물이 자라는 토양에 함유된 미네랄의 양이 결정한다. 실제로 미네랄이 풍부하지 않은 토양에서 자란 곡물에는 미네랄이 충분히 포함되어 있지 않다. 전 세계적으로 미네랄 결핍이 발생하는 곳은 토양의 질이 크게 떨어져 있다고 보면 된다.

인체의 미네랄 흡수 능력은 다양한 영양소의 영향을 받는다는 사실 역시 알아두어야 한다. 예를 들어 칼슘을 흡수하려면 비타민D가 있어야 한다. 철, 특히 식물에 포함된 철을 흡수하려면 비타민C가 있어야 한다. 비타민C는 구리의 흡수도 돕는다. 결국 미네랄 결핍은 비타민 결핍을 일으킨다.

이처럼 미네랄은 아주 중요한 영양소이기 때문에 몸이 제대로 기능하려면 정기적으로 식품으로 섭취하거나 보충제를 먹어야 한다. 미네랄을 섭취하지 않으면 근육, 간, 뼈에 저장해둔 미네랄을 사용해야 한다. 미네랄을 지나치게 많이 섭취해도, 그 미네랄이 합성물질이 아닌 한, 인체는 불필요한 양을 모두 밖으로 배출하기 때문에 큰 문제는 발생하지 않는다.

무기농 미네랄 VS. 유기농 미네랄

합성비타민과 천연비타민을 둘러싼 논쟁과 마찬가지로, 무기농 미네랄 대 유기농 미네랄도 논쟁의 대상이다. 미네랄 논쟁은 비타민 논쟁만큼 이슈가 되지 않았지만, 최상의 건강을 유지하고 오래 살려면 천연 유기농 미네랄을 섭취하는 게 중요하다는 건 반드시 알아야 한다.

그러면 식물을 기반으로 하는 유기농 미네랄과 그렇지 않은 무기농 미네랄은 어떤 차이가 있을까?

유기농 미네랄은 과일과 채소 같은 식물에 들어 있다. 따라서 유기농 미네랄은 식물성 식품을 먹어야 섭취할 수 있다. 식물의 뿌리는 비유기농 미네랄을 인체가 소비할 수 있는 유기농 미네랄로 바꾸는 역할을 한다.

유기농이라는 용어를 '살아 있다'는 의미 외에 유기화학에서의 독성물질을 가리킬 때 쓰기도 하는데, 그 때문에 혼동하는 경우가 많다. 헷갈리지 않을 가장 좋은 방법은 '천연 유래 무기물'과 '천연에서 유래하지 않은 무기물'로 부르는 것이다. '천연 유래'라는 용어를 사용하면 천연미네랄과 비천연미네랄으로 구별할 수 있는데, 이렇게 부르면 '무기농 미네랄'과 '유기농 미네랄'에서 생길 수 있는 혼동을 막을 수 있다.

식품이 제공하는 미네랄에는 효소, 비타민, 호르몬, 산소, 식물영양소 같은 다양한 보조인자가 포함되어 있다. 비타민이 그렇듯 자연은 보조인자 없는 미네랄은 만들지 않는다. 식품에 들어 있는 천연미네랄은 킬레이트(소화할 수 있는 형태로 분해되는) 화합물로, 식품 속에서 다른 미네랄과 비타민·호르몬·효소·산소·식물영양소 같은 여러 인자와 결합되어 있다. 예를 들어 자주개자리는 토양에서 탄산칼슘을 흡수하는데, 탄산칼슘은 식물 공장을 통과하는 동안 피트산칼슘 같은 화합물로 전환된다. 또한 여러 비타민과 미네랄 같은 다른 영양소도 피트산칼슘 같은 화합물과 결합함으로써 해당 식물에만 존재하는 독특한 물질이 생성된다.

식물은 화합물과 영양 요소들을 비타민과 단백질 같은 복잡하고 유용한 영양분으로 바꾸는 능력이 있다. 식품에 들어 있는 천연미네랄은 미리 신진대사 과정을 거치기 때문에 식품이 아닌 곳에서 얻은 비천연미네랄보다 훨씬 유용하고 생체이용률도 높다. 비천연미네랄은 체내에 쌓여 동맥경화의 원인이 되기도 한다.

식품에서 유래한 칼슘은 암석이나 퇴적물 같은 비천연미네랄에서 유래한 칼슘보다 몸에 동화되는 정도가 크고 생체이용률이 높다. 그러나 비천연미네랄은 신선하고 살아 있는 물질로 이루어져 있지 않으며 몸에 꼭 필요한 탄소화합물도 함유하고 있지 않다.

칼슘

모든 천연미네랄이 그렇듯 천연칼슘에는 한때 식물과 동물이었던 생명체의 일부가 포함되어 있거나, 그런 생명체가 생산한 신진대사 물질이 포함되어 있다.

칼슘은 뼈와 치아의 구성 물질로 생명체를 지탱하는 골격을 만들고, 골다공증을 예방해준다. 혈액의 응고와 상처 치료에 중요하며, 혈압 조절과 신경전달 및 신경전달물질 방출에 꼭 필요하다. 소화, 에너지 생성, 지방 대사에 관여하는 효소와 호르몬을 만들 때도 칼슘이 꼭 있어야 한다. 이온(전하를 띤 입자)이 세포막을 통과할 때와 근육 수축에도 필요하다. 칼슘은 신체를 구성하는 모든 세포와 결합 조직을 유지하는 데 있어 필수 성분이다.

칼슘은 우리 몸을 구성하는 무기물 중에서 가장 많은 양을 차지하고 있다. 남성의 몸을 구성하는 칼슘의 양은 평균 1.4kg 정도이고 여성은 평균 0.9kg 정도이다. 칼슘은 대부분(99% 정도) 뼈와 치아를 구성한다(1989년 국립연구회의, 1996년 휘트니 외 여러 명의 연구 결과). 나머지(1%)는 칼슘이 몸의 기능을 조절하는 부드러운 조직과 수분으로 이루어진 조직에 들어 있다.

식품으로 섭취한 칼슘의 양이 필요한 칼슘의 양보다 적으면 인체는 부족한

만큼 뼈에 들어 있는 칼슘을 빼서 쓴다. 뼈를 구성하고 있던 칼슘이 빠져나가면 골다공증, 골관절염, 골절 같은 질병이 발생할 수 있다.

칼슘 결핍은 흔히 비타민D 결핍으로 이어지기 때문에 어린아이의 경우 구루병에 걸릴 수 있다. 구루병은 흔히 O형 다리, 안짱다리, 새가슴 같은 증상으로 나타나는데 모두 뼈가 말랑해진 것이 원인이다. 성인의 경우 칼슘 결핍은 뼈 통증, 근육 경련, 척추만곡을 일으키는 골연화증을 일으킬 수 있다. 그렇기 때문에 평생 동안 칼슘을 지속적으로 섭취하는 것이 중요하다. 그중에서도 성장기, 임신기, 수유기에 특히 절실하다.

식품으로 섭취한 칼슘 가운데 소장에서 흡수되는 비율은 10~40% 정도다. 여성이 폐경기가 되면 식품으로 섭취하는 칼슘 흡수율이 떨어진다. 칼슘 흡수율을 높이려면 단백질, 마그네슘, 인, 비타민D를 적절하게 섭취해야 한다. 조리한 시금치에 들어 있는 옥살산이나 피틴산을 너무 많이 먹으면 칼슘 흡수가 줄어들 수 있다. 알코올, 커피, 설탕, 이뇨제, 테트라사이클린(항생제), 알루미늄이 들어 있는 제산제, 스트레스 등도 칼슘을 비롯한 여러 미네랄의 흡수를 방해한다. 운동 부족은 칼슘 흡수율을 낮출 뿐만 아니라 칼슘 손실을 높인다. 움직이지 않는 생활습관은 칼슘결핍증으로 나타날 수 있으며, 칼슘결핍증은 골다공증 같은 뼈 질환이 발병할 확률을 높인다.

육류나 유제품을 많이 먹으면 뼈가 약해지고 골절 · 관절염 · 골다공증 같은 질병에 걸릴 확률이 높아진다. 뼈에 들어 있는 칼슘을 뺏어가기 때문이다. 이는 유제품을 아주 많이 먹는 미국이 골다공증 발병률이 아주 높은 국가라는 사실과 무관하지 않다. 핀란드, 스웨덴, 노르웨이 같은 북유럽 국가도 마찬가지다. 유제품(치즈, 우유, 버터 등)이 훌륭한 칼슘 공급원이라면 그런 질병에 쉽게 걸릴 리가 없다.

근육 경련, 관절염이나 류머티즘 등 노화로 인한 뼈와 척추 질환, 폐경기 여성에게서 많이 나타나는 골다공증을 치료하기 위해 칼슘 보충제를 복용하는 경우가 많은데 현재 시판되는 칼슘 보충제는 대부분 석회, 조개껍데기, 산호 퇴적물, 달걀 껍데기 같은 비유기농·비생명체 물질에 들어 있는 탄산칼슘으로 만든다. 그런 보충제는 천연식품이 아니며, 어떤 식으로 소비자에게 판매하건 간에 필요한 영양 조건을 절대 만족시키지 못한다.

천연칼슘은 녹황색 채소, 싹튼 콩, 완두, 옥수수 배아, 녹즙 같은 식물에 들어 있다. 아르주나(Arjuna. 히말라야에서 나는 약초로 한국에는 유통되지 않는다)에 특히 많이 들어 있으며, 아르주나 추출물은 천연 칼슘 보충제를 만드는 좋은 재료이다.

마그네슘

마그네슘은 뼈의 주요 구성 성분으로, 신경 자극이 전달되는 것을 돕고 근육 수축에 관여한다. 효소에 꼭 필요한 조효소로, 마그네슘이 있어야 제대로 기능하는 효소가 아주 많다. 식품을 에너지로 전환하는 97코카복실라아제와 코엔자임A97도 그중 하나다.

마그네슘 결핍증은 많은 사람들에게서 흔히 볼 수 있다. 특히 당뇨병 · 흡수장애증후군 · 만성소화장애 · 신장 질환을 앓는 사람에게서 더 잘 나타난다. 항응고제를 복용하는 사람도 마그네슘이 결핍될 수 있다. 마그네슘 결핍은 심장이 불규칙하게 뛰는 심부전증의 원인이 되며, 월경전증후군과도 관계가 있다.

마그네슘은 짙은 녹황색 채소, 견과류와 종자류, 배아, 통곡물, 싹튼 콩, 완두, 아르주나를 섭취함으로써 보충할 수 있다.

인

인산염(인 화합물)은 모든 동식물 세포에 들어 있는 조직의 주요 구성 성분이다. 인체에 들어 있는 인은 대부분(80% 가량) 뼈와 치아에 들어 있다.

뼈 조직을 생성하는 과정을 석회화라고 하는데, '광화작용'이라는 용어가 좀 더 정확한 표현이다. 석회화에는 칼슘뿐만 아니라 인이 많이 필요하다. 인은 세포에서 에너지를 방출할 때 반드시 필요하며, 많은 영양소의 흡수와 운반에 관여한다. 또한 단백질의 활동을 조절하며, 체내 칼슘의 상태에 중요한 영향력을 행사한다.

인을 너무 많이 섭취하면 칼슘 흡수가 줄어든다. 부갑상선호르몬이 더 많이 분비되어 그 영향으로 뼈를 구성하는 칼슘이 빠져나와 체내 칼슘 균형이 깨지기 때문이다. 또한 인을 많이 섭취하면 마그네슘 흡수에도 문제가 생길 수 있다.

생체이용률이 높은 천연인은 싹튼 콩, 완두, 녹조류, 갈조류, 홍조류 같은 해조류에 들어 있다.

칼륨

칼륨이 없으면 세포, 신경, 근육이 제대로 기능하지 않는다. 칼륨은 나트륨과 함께 세포액과 전해질의 균형을 맞추고, 혈압과 심장박동을 조절한다. 나트륨을 과도하게 섭취했을 때 생기는 부종(체액저류)과 고혈압을 막는 것도 칼륨의 역할이다. 뇌가 내보낸 신경 자극을 온몸에 전달하는 데도 칼륨이 관여한다.

혈액 내 칼륨의 수치는 호르몬이 조절하며, 과도하게 섭취했을 경우 신장에서 걸러내 몸밖으로 배출한다. 칼륨을 지나치게 많이 먹을 경우 무기력, 마비, 심장박동 저하 같은 증상이 나타난다. 반대로 결핍되면 무기력, 무감각, 착란, 과도한 목마름 등이 나타난다.

칼륨은 식물에 많이 들어 있는데 아보카도, 견과류, 통곡물, 콩, 완두, 갓 수확한 토마토, 녹즙, 바나나, 키위, 오렌지에 특히 많다.

염화나트륨(소금)

소금, 즉 염화나트륨은 제일 먼저 발견한 미네랄로 주로 음식에 첨가해 섭취한다(무기농 소금이나 비유기농 소금이 문제다).

나트륨은 체액의 주요 구성 성분으로, 인체의 전체 수분 함량을 결정하는 주요 요소다. 칼륨과 함께 체액의 균형을 유지하는 역할을 하며, 혈장의 전해질 수치를 조절하고 신경 및 근육 기능을 조정한다. 림프액의 방부제 역할도 한다.

나트륨은 땀에 녹아 체외로 많은 양이 배출되기 때문에 더운 지역에 살거나 격렬하게 운동을 하는 사람은 나트륨에 결핍될 수 있다. 나트륨 결핍의 첫 번째 징후는 근육 경련으로, 흔히 종아리 같은 다리 근육에 생긴다. 나트륨 결핍이 심해지면 혈압이 낮아지고 입 안이 건조해지고 구토를 하는 탈수 현상이 생길 수 있다. 나트륨을 과도하게 섭취하면 심장 질환, 뇌졸중, 신장 질환의 원인인 부종과 고혈압이 생길 수 있다.

염소

염소는 칼륨, 나트륨과 함께 체액과 전해질 균형 조절에 관여한다. 염소는 뇌척수액과 위액에 많이 들어 있다. 염소의 주요 식품 공급원은 식용 소금이지만, 식용 소금이나 바다 소금은 권하고 싶지 않다. 염화나트륨은 몸을 탈수시키고 혈압을 높이기 때문이다.

유기농 염소는 셀러리, 해조류 등으로 섭취할 수 있다. 염소를 적게 먹으면 신장에서 염소를 다시 흡수하기 때문에 염소 결핍은 거의 일어나지 않는다. 염소가 지나치게 적으면 나트륨과 마찬가지로 발한, 설사, 구토 증상이 생긴다.

몸에 필요한 미량미네랄

잘 알려진 다량미네랄처럼 미량미네랄도 대부분 뼈와 근육 조직에 들어 있다. 미량미네랄은 인체에 아주 적은 양만 필요하지만, 생리적인 역할은 아주 중요하다.

■ 알루미늄

미네랄은 대부분 건강에 큰 위협이 되지 않지만, 알루미늄은 예외다. 알루미늄은 모든 유기체에 소량 들어 있다. 그러나 과학자들은 여전히 알루미늄의 생물학적 기능에 대해서는 확신을 내리지 못하고 있다.

알루미늄은 지각의 8% 정도를 차지하지만, 식물은 토양에서 알루미늄을 아주 소량만 흡수한다(차는 예외다). 인체에 들어간 알루미늄은 대부분 흡수되지 않고 그대로 배출된다. 일반적으로 과학계와 의료계는 **알루미늄이 과도해지면 뇌에 손상을 주고 알츠하이머의 발병률이 높아진다**고 믿고 있다. 논쟁의 여지가 있는 믿음이지만, 우리 연구소는 알루미늄을 섭취하지 않도록 조심하라고 권고한다. 알루미늄포일, 알루미늄 냄비 같은 주방용품은 사용하지 않는 게 좋다.

알루미늄을 소금에 섞으면 소금 알갱이가 들러붙지 않게 되며, 겨

드랑이에 바르는 데오도란트에 섞으면 발한 작용을 막는다. 수돗물에 알루미늄이 들어 있는 경우도 있는데, 황산알루미늄을 정제로 쓰기도 하기 때문이다. 수산화알루미늄은 소화불량을 치료하는 제산제에 들어간다.

알루미늄은 산성 식품인 토마토소스나 피클, 알루미늄 냄비에 끓인 채소 스튜에도 들어 있다.

■ 크롬

크롬은 당뇨 환자에게 특히 중요한 미네랄로, 세포가 포도당을 더 많이 흡수하도록 자극해 인슐린의 효능을 높인다. 또한 크롬은 혈액 내 지방과 콜레스테롤 수치를 조절한다.

크롬이 결핍되면 혈중 콜레스테롤의 수치가 높아진다.

배아가 있는 통곡물, 톳 같은 해조류, 완두에 크롬이 풍부하다.

■ 구리

구리는 수퍼옥시드 디스무타아제 같은 몇몇 효소의 구성 성분으로, 자유라디칼의 공격을 막는다. 또 결합조직의 형성에 꼭 필요한 미네랄로 힘줄 · 뼈 · 연골 조직을 지지하고 분리하는 역할을 한다.

구리는 뼈가 건강하게 자라는 데 필요하며, 식품에 들어 있는 철의 흡수를 돕는다. 적혈구의 재료인 철이 저장되게 돕기 때문에 구리가 부족하면 철 결핍에 의한 빈혈에 걸릴 수 있다. 피부와 머리카락에 들어 있는 색소인 멜라닌 형성도 돕는다.

구리는 싹 튼 견과류와 잎새버섯, 표고버섯, 영지버섯 같은 면역력을 강화하는 식물에 많이 들어 있다. 결핍증이 나타나는 일은 드물지만 결핍되면 머리카락 색이 탈색되고 관절과 근육에 통증이 올 수 있다. 조산한 신생아, 충분히 영양을 섭취하지 못한 신생아, 만성 설사증을 앓거나 흡수장애를 겪는 아기에게 구리가 부족하면 문제가 생길 수 있다.

■ 플루오르(불소)

플루오르가 부족하면 어린아이에게 충치가 생길 수 있지만 식품이나 치약, 플루오르가 든 수돗물 등으로 너무 많은 양을 섭취하면 치아 표면에 얼룩덜룩한 얼룩이 쌓여 지저분해 보이는 플루오르 침착증(불소증)이 생길 수 있다. 플루오르 침착증에 걸리면 과도하게 뼈를 만들어 정상보다 조밀하지만 유연성이 떨어지기 때문에 골절되기 쉽다. 많은 건강 전문가가 플루오르를 지나치게 많이 섭취하면 암에 걸린다고 믿는다[2005년 6월 6일자 국립 독물학 프로그램 C. W. 제임스 박사의 발암물질에 관한 보고서 '소년의 골암과 관계 있는 플루오르'].

플루오르는 생명 유지에 꼭 필요한 영양소는 아니지만 뼈 건강에 기여한다고 알려져 있다. 플루오르는 칼슘과 함께 뼈를 강화하기 때문에 부족할 경우

칼슘 섭취가 줄어들어 골다공증에 걸릴 수 있다.

토양마다 플루오르의 함량이 달라 곡물에 미치는 영향력도 모두 다르다. 플루오르가 풍부한 토양에서 자란 작물은 대부분 건강하다. 식품으로 플루오르를 섭취할 수 있는 주요 공급원으로는 차가 있다. 차 식물은 토양에 들어 있는 플루오르를 쉽게 흡수하기 때문이다.

■ 아이오딘(요오드)

해조류와 민물조류에는 아이오딘이 풍부하게 들어 있으며 과일, 채소, 배아가 든 곡물에도 들어 있다. 육상식물에 들어 있는 아이오딘의 양은 식물이 자란 토양이 결정한다.

아이오딘은 갑상선호르몬을 만들 때 필요하며, 식품을 에너지로 만드는 비율과 효율을 결정할 뿐만 아니라 육체적·정신적 성장을 조절한다.

가벼운 아이오딘 결핍은 갑상선을 조금 부풀어 오르게 하는데(갑상선종), 특히 가임기 여성에게 잘 나타난다. 해조류를 먹으면 쉽게 예방할 수 있다. 심각한 아이오딘 결핍증이 있는 여성은 갑상선장애를 가진 아이를 출산할 수 있다. 갑상선에 장애가 있는 아이는 태어날 때부터 티록신으로 치료하지 않으면 크레틴병이라고 하는 발달장애를 겪을 수 있다.

■ 철

혈류를 타고 다니면서 우리 몸 구석구석에 산소를 전하는 적혈구의 붉은 색소인 헤모글로빈은 철이 없으면 만들 수 없다. 철이 부족하면 숨이 차는데, 폐에 산소를 공급하기 위해 심장박동이 빨라지기 때문이다. 근육에 산소를 저장하는 미오글로빈 생성에도 철이 필요하다.

철이 함유된 효소는 베타카로틴(당근, 피망, 살구, 칸탈루프에 들어 있는 진한 색소)을 활성 형태인 비타민A로 바꾸는 데도 필요하다. DNA와 RNA를 합성하고, 피부 · 잇몸 · 치아 · 연골 · 뼈 건강에 필요한 콜라겐을 생성하는 효소에도 철이 들어 있다.

생리를 시작한 여성은 폐경기 때까지 남성보다 2배는 많은 철을 섭취해야 한다. 적절한 양을 섭취하지 않으면 철 결핍에 따른 빈혈, 귀 · 잇몸 · 피부의 만성적인 질환, 과도한 피로, 정력 감퇴 등이 나타나고 안색이 창백해진다.

철은 병아리콩, 편두, 해조류, 녹황색 채소, 새싹 등에 많이 들어 있으며, 천연비타민C가 들어 있는 음식이나 음료와 함께 먹으면 체내 흡수율이 좋아진다.

■ 망간

다른 미량미네랄처럼 망간도 기능이 다양하다. 연골 생성을 비롯한 효소계를 활성화시키는 데 관여하고, 신체조직을 자유라디칼의 공격에서 보호하는 특정 효소들의 구성 성분이다. 갑상선호르몬과 성호르몬 생성, 콜레스테롤과 인슐린 제조에도 필요하다. 간에 포도당을 저장할 때도 뼈가 건강하게 성장하는 데도 역할을 한다.

망간이 부족하면 생식력이 감소하고 혈구 수가 줄어든다. 망간이 부족한 상태가 오랫동안 지속되면 조직과 면역계에 문제가 생긴다.

망간은 주로 해조류, 민물조류, 과일, 식물에 들어 있다.

■ 몰리브덴

몰리브덴은 DNA와 RNA를 만들고, 지방을 에너지로 전환하고, 몸속에 저장된 철을 방출하는 효소에 꼭 필요하다. 치아의 에나멜지에서 찾을 수 있으며, 충치를 예방한다[마크 맥카티(Mark McCarty)의 《보조영양소의 건강상 이득》]. 몰리브덴이 결핍될 경우 구강 건강이 악화되고 수명이 줄어든다. 몰리브덴은 배아가 있는 견과류, 갈조류, 꽃가루, 뿌리채소에 들어 있다.

■ 셀레늄

항산화제인 셀레늄은 글루타티온 산화효소의 구성 성분으로 자유라디칼이 조직을 공격하지 못하도록 막는다.

셀레늄이 없으면 정상적으로 성장하지 못하고, 생식력에 문제가 생기며,

간과 면역계가 제대로 기능하지 못한다. 머리카락과 피부 건강, 정상 시력 유지에도 중요하다. 셀레늄이 전립선암을 예방한다는 증거도 있다. 결핍되면 면역계가 약해지기 때문에 여러 질병에 걸릴 수 있다.

셀레늄은 감귤류, 통곡물, 브라질너트 같은 식물에 많이 들어 있으며 다른 미량미네랄처럼 식물이 자라는 토양의 상태에 따라 셀레늄의 함유량이 달라진다.

■ 황

황은 체내 모든 세포에 들어 있는데, 특히 피부·손발톱·머리카락에 많다. 황은 단백질의 형태로 체내에 흡수되며, 시스테인과 메티오닌 같은 아미노산의 구성 성분이다. 황은 또한 적어도 3가지 비타민B군(티아민, 판토텐산, 비오틴)의 구성 성분이다.

황, 황산염, 아황산염 같은 무기농 물질은 식품에 들어가면 안 된다. 민감한 사람들은 말린 식품(건살구 등)의 색상을 보존하기 위해 넣는 아황산염 때문에 천식에 걸리기도 한다. 황은 항곰팡이제이자 항세균제로 여드름 치료제에 넣는다. 황은 통증과 관절염 증상을 줄여주며 결핍될 경우 감염, 곰팡이 질환에 걸릴 수 있고 뼈가 마모될 수 있다.

황은 양배추, 케일, 방울다다기양배추(방울양배추), 양파, 마늘에 많이 들어 있다.

■ **아연**

아연은 다양한 효소 생성에 필요하다. 유전물질(DNA와 RNA)을 만들고 유지하며, 유전정보를 해독할 때도 필요하다. 아연은 몸의 정상적인 성장에 기여하며, 난소와 정소의 성장에 필요하고, 건강한 식욕과 미각을 유지하는 역할을 한다.

아연에 결핍되면 감기나 독감에 잘 걸리고, 전립선에 문제가 생기며, 흰머리가 빨리 생기고 탈모가 되기도 한다. 아연이 부족한 아이는 육체적 성장이 뚜렷하게 저하되고 성발달도 제대로 성장할 수 없다.

아연은 면역계에도 아주 중요하기 때문에 조금만 부족해도 감염으로 고생할 수 있다. 특히 염증에 취약한 노인은 반드시 섭취에 신경 써야 한다.

아연은 숙주, 호박씨, 참깨, 해바라기씨, 밀의 싹에 많이 들어 있다.

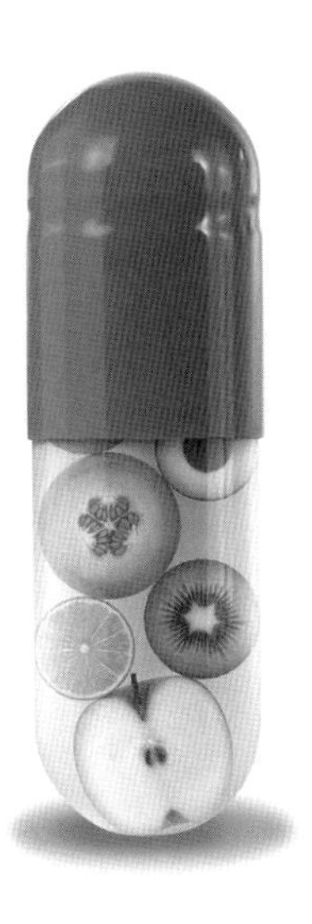

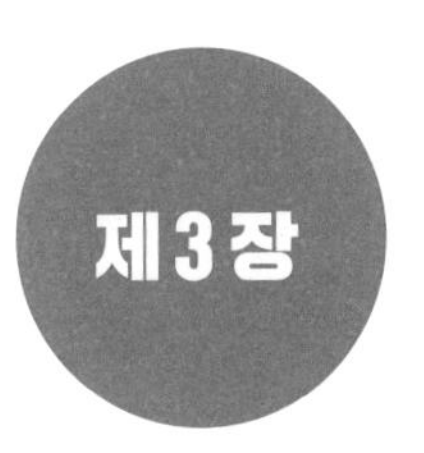

제 3 장

이것만 알면 몸에 좋은 영양제를 고를 수 있다

라벨에 적힌 내용은 어디까지가 사실일까?

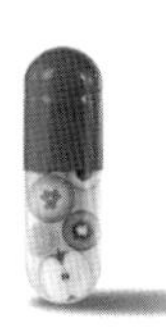

자사의 제품에 대해 장점과 단점을 모두 라벨에 적는 업체는 드물다. 건강기능식품 판매 업체를 조사한 결과 직거래 업체들은 잠재고객에게 "자사 제품은 '완전 천연식품'으로서 방부제, 색소, 인공첨가물을 넣지 않는다"고 주장한다. 그러나 원료를 조사해보면 여전히 합성물질이 포함되어 있으며, 순수하게 천연물질만으로 구성되어 있지 않은 경우도 많다. 라벨에 '자연을 따라 만든 제품'이라는 문구가 있으면 분명히 합성물질로 만들었다는 뜻이다. 실험실에서 천연 영양소의 분자 구조를 재현해냈다고 해서 그 분자가 사람 몸에 들어

갔을 때 천연영양소와 동일하게 작용한다는 보장은 없다.

라벨에 '유기농' 표시가 있다고 해서 100% 유기농 원료로 만들었다고 믿어서는 안 된다. 유기농 물질과 합성물질이 섞여 있을 수 있다. 또 '높은 효능'이라고 표기된 경우 우리 연구소 실험 결과에 따르면 그만큼 특정 화학물질이 많이 들어 있다는 뜻이다.

'제품 혁신'이나 '특별한 기능'이라는 설명을 달고 출시되는 제품의 안전성은 어떨까? 건강기능식품에 들어 있는 영양소를 사람의 몸에 흡수되게 하기 위해 합성나노입자 흡수촉진제를 섞는 경우가 있다. 현재 나노 기술은 플라스틱부터 섬유, 선크림, 화장품에 이르기까지 다양한 분야에서 쓰이고 있다. 건강기능식품업계도 나노 기술에 관심이 많다. 나노 입자는 종이 한 장 두께보다 10만 배나 작기 때문에 일반적인 화학 입자와 다르게 혈액에 녹아들어간 뒤 쉽게 세포와 신체조직으로 스며든다. 그렇다면 합성물질을 작게 축소해 신체에 투입할 경우 문제가 생길 여지는 없는 것일까?

2006년에 과학 잡지 〈네이처〉에 실린 기사 '선크림에 들어 있는 나노 입자가 뇌세포에 스트레스를 줄 수 있다'는 "화학 업계는 큰 입자가 안전하다면 작은 입자도 안전하다는 부주의한 추론을 하고 있다. 그러나 그 추론은 검증 절차를 통해 '항상 옳은 추론은 아니다'라고 밝혀지고 있다"라고 했다. 2007년 11월 22일에 영국 〈이코노

미스트 매거진〉에 실린 '조금 위험한 사업'에는 나노 입자와 관련한 건강에 관한 염려들이 요약되어 있다.

"동물 연구 결과, 나노 입자가 일부 체내 면역계에 침투하고 뇌·세포·혈관·신경에 축적될 수 있음이 밝혀졌다. 폐와 다른 기관에 도달해 염증을 일으키고 … 생물적 독성 작용을 할 가능성이 있다."

건강기능식품을 선택할 때는 이제부터라도 라벨에 적힌 성분을 꼼꼼하게 살피자. 물론 라벨에 전체 성분이 모두 표시되어 있을 때 효과가 있겠지만. '마이크로 입자', '울트라 파인 입자'라고 적혀 있으면 나노 입자가 들어 있다는 뜻이다.

특히 '천연'이라는 라벨을 붙인 제품은 합성비타민과 해조류, 효모 같은 균이 섞여 있는 물질이다. 이런 제품이 법에 저촉되지 않는 이유는 합성비타민을 최종 제품이 아니라 배지에 첨가했기 때문이다. 제조회사는 배지에 비타민을 넣었다고 하지만, 실제로 소비자는 합성비타민을 간접적으로 먹는 것이다. 우리가 먹는 식품 보충제에 합성비타민을 교묘하게 첨가했으면서도 최종 산물이 아니라는 이유로 '천연'이나 '자연식품'이라는 명칭을 쓴다는 것은 소비자를 우롱하는 기만행위이다.

건강기능식품 회사에서 이런 짓을 하는 까닭은 무엇일까? 현재 합성비타민 제조 업체는 70년 이상 건강기능식품 시장을 장악해왔

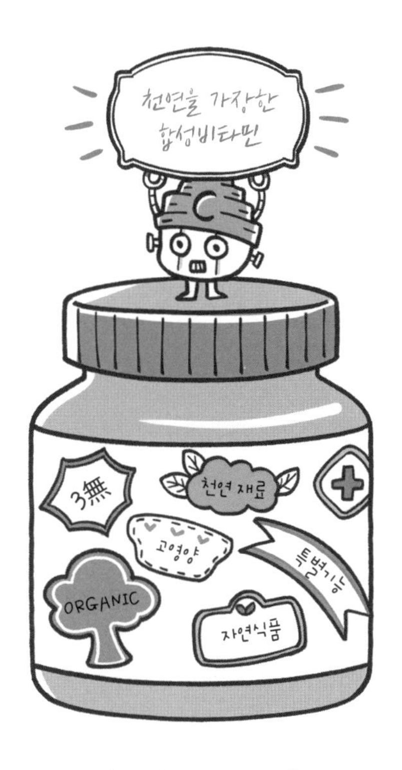

라벨에 '천연 재료 사용'이나 '자연식품 사용' 같은 글귀가 적혀 있지만
'천연식품 추출물'이라는 글귀가 없고
실제로 추출한 천연식품의 이름이 없다면
합성비타민을 첨가한 제품이라고 추정할 수 있다.

다. 이들은 소비자가 자신들 제품이 합성한 독성 화학물질임을 깨닫고 더 이상 구입하지 않게 되는 걸 원하지 않는다.

이런 회사들이 합성비타민을 첨가한 배지를 쓰는지는 라벨을 자세히 들여다보면 알 수 있다. **라벨에 적힌 비타민 효능이 일반적인 경우보다 낮고, '천연 재료 사용'이나 '자연식품 사용' 같은 글귀가 적혀 있지만 '천연식품 추출물'이라는 글귀가 없고 실제로 추출한 천연식품의 이름이 없다면 합성비타민을 첨가한 제품이라고 추정할 수 있다.**

정말로 진짜 천연비타민을 먹고 싶다면 라벨에 '자연식품으로만 만든 비타민'이라고 적힌 제품을 선택해야 한다. 그런 제품은 원료를 정확하게 모두 기재한다. 천연식품 인증 로고가 박힌 제품도 안전하고 믿을 수 있는 천연 원료로 만든 비타민이다.

30년 전쯤, 골든 에포크라는 회사가 천연비타민과 미네랄 제품을 생산하면서 합성비타민을 멀리하고자 하는 사람들을 위한 새로운 시장을 개척했다. 30년 전이었는데도 골든 에포크는 나쁘지 않은 영업실적을 냈다. 하지만 상황은 좋지 않게 흘러갔다. 5년쯤 뒤에, 합성비타민을 첨가한 배지를 쓰는 몇몇 회사들이 골든 에포크와 경쟁하기 위해 자신들은 비슷한 효능을 가졌거나 심지어 더 효과가 좋은 제품을 같은 가격 혹은 더 저렴하게 공급한다고 주장했기 때문이다. 진짜 천연비타민을 제조하는 것은 값싼 합성비타민을 배합한 배지를 사용하고 엉터리 라벨을 붙이는 것보다 훨씬 비용이 많이 든다. 결국 골든 에포크는 건강기능식품업계에서 밀려나고 말았다.

이런 결과가 생기는 이유는 음모 때문일까, 무지 때문일까, 탐욕 때문일까? 이런 의문은 더 이상 중요하지 않을지도 모르겠다. 왜냐하면 이제 우리 소비자들은 비타민에 관한 진실을 알고 있으며, 과거는 모두 신화였음을 알고 있으니까.

결점투성이 '영양소 섭취 기준'

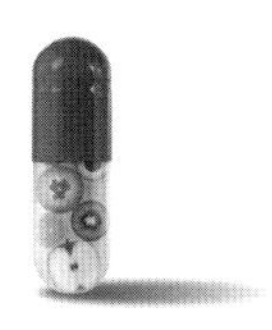

1일 영양소 섭취량에서부터 정부나 연구소에서 제시하는 영양소 권장량에 이르기까지, 우리 문명이 제시하는 영양학적 섭취 기준은 대부분 자연식품을 흉내 낸 합성화학물질을 토대로 결정되었다. 이집트의 피라미드를 이런 식으로 설계했다면 피라미드는 지금쯤 돌무더기로 변해버렸을 것이다. 부서지는 모래를 바위처럼 보이도록 만들어 쌓아놓은 것에 불과하기 때문이다. 한마디로, 현재의 영양소 섭취 기준은 '합성물질과 천연물질이 거의 같다'는 틀린 전제와 추론 위에 서 있으며, 국민건강을 위해 만들어졌지만 이미 오래 전에 쓸모가 없어진, 결핍증을 예방하기 위해 세운 기준일 뿐이다.

결점 1 _ 식물영양소는 고려하지 않았다

그런데 영양소 섭취 기준은 어떻게 생겨났을까?

2차 세계대전이 벌어지자 국립과학학회는 미군에게 공급할 영양 기준을 마련하기 위해 영양소 1일 권장량을 처음 제시했다. 이 기준은 세월이 흐르면서 몇 차례 바뀌다가 1997년에 미국 농무부에서 1일 필요섭취량(RDI)으로 대체한 뒤 오늘에 이르고 있다. 미국이 세운 이 기준은 현재 많은 나라에서 채택해 쓰고 있다.

코넬대학교 영양생물화학과 교수이자 《무엇을 먹을 것인가》의 저자인 영양학자 T. 콜린 캠벨은 가장 최근에 열린 국립과학학회 식품표기위원회에서 영양소 섭취 기준을 재설계하는 과정에 참가했다. 그후 캠벨 교수는 웹사이트 NutritionAdvocate.com에 '1일 영양권장량: 라벨을 벗길 시간'이라는 글을 게재해 "1일 영양권장량은 최소 요구량이 아니다. 위험을 무릅쓰지 않기 위해 필요한 양보다 훨씬 많은 양을 책정해놓은 것이다"라고 밝혔다.

캠벨 교수의 말은 1일 영양권장량의 문제점을 선명하게 드러내고 있다. **1일 영양권장량을 분석하면 지방, 동물성 단백질 함량은 지나치게 높은 반면 식물을 먹어야만 섭취할 수 있는 베타카로틴이나 식이섬유는 포함되지 않았다.** 이런 식습관은 여러 건강 문제를 일으킨다. 이와 관련해 캠벨 교수는 “1일 영양권장량을 만들 때 식물영양소는 전혀 고려하지 않거나, 고려한다고 해도 중요하지 않은 자리에 둔다. 그러나 동물성 영양소는 보통 중요한 자리에 둔다”면서 “1일 영양권장량은 건전한 영양학 교육의 지협을 맴도는 앨버트로스”라고 했다.

영양소 권장량에는 또 다른 결점이 있다. 영양소 권장량을 설정한 위원회는 당시 영양소 요구량에 관한 지식이 충분하지 않았기 때문에 필요량을 알지 못한 영양소가 많았다는 점이다(이 점은 그들도 시인했다).

결점 2 _ 인체가 필요로 하는 양을 과하게 웃돈다

하나 더 기억해야 할 것은 영양소 결핍을 막는 데 필요한 영양소의 양은 보통 인간의 평균수명의 1%도 되지 않는 6~9개월 정도 진행되는 연구 결과를 토대로 한다는 사실이다. 불완전한 자료를 가지고 전체 영양소 요구량을 추정해 기준을 마련한 것이다.

동물을 대상으로 한 영양학 연구에서는 짧은 기간 결핍증을 예방하고 건강을 증진하는 영양소의 양이 반드시 전체 수명에 걸쳐 건강에 도움을 주는 것은 아니라는 사실이 밝혀지기도 했다. 게다가 **1일 영양권장량은 사람과 동물을 대상으로 진행한 연구를 기반으로 하고 건강한 사람 98%를 기준으로 마련된 것이다. 그러므로 이론적으로 1일 영양권장량이 권장하는 영양소의 67%를 섭취하는 것이 바람직하다.**

점점 더 많은 사람들이 무엇을 먹어야 하고, 어떻게 먹어야 하고, 언제 먹어야 하는지에 대해 혼란을 느끼고 있다. 1996년에 실시한 미국 농무부 조사에서 응답자의 40%가 '건강하게 먹는 방법에 관해 너무나 많은 기준이 제시되고 있어서 무엇을 믿어야 할지 모르겠다'고 대답했다.

식생활에 혼란이 생기는 이유로 부분적으로는 1일 권장영양섭취량(DV)과 관계가 있다. 1990년대에 미국 농무부가 도입한 1일 권장영양섭취량은 사람들이 건강한 음식을 선택할 수 있도록 제시한 참고 자료다. '1일 권장영양섭취량(DV)'은 1일 섭취영양적정량(DRV)과 1일 필요섭취량(RDI)으로 이루어져 있다.

영양소 권장량 표기의 종류

- **1일 권장영양섭취량(DV)**

'식품표기법'에 적혀 있는 영양소 참고 기준. 1일 섭취 영양적정량과 1일 필요섭취량으로 이루어져 있다.

- **1일 섭취영양적정량(DRV)**

지방, 포화지방, 콜레스테롤, 탄수화물, 단백질, 식이섬유, 나트륨, 칼륨에 적용하는 기준으로 하루의 섭취적정량을 나타낸다.

- **1일 필요섭취량(RDI)**

1일 권장량을 근거로 정한 필수비타민과 미네랄, 선택 그룹에서의 단백질 권장섭취량 참고 자료. 하루에 섭취하는 식품의 열량을 근거로 산출하기 때문에 '성인 1일 필요섭취량은 2000kcal이다' 식으로 표현한다. 반면 1일 권장량인 RDA는 일반적으로 열량을 표시하지 않는다.

- **1일 영양권장량(RDA)**

국립과학학회에서 산출한 영양소 권장량으로 과학의 발달에 맞춰 정기적으로 정보를 갱신한다.

1일 권장영양섭취량은 어떤 음식에 얼마나 많은 영양소가 들어있는지에 관한 정보를 제공한다. 예를 들어 완두 통조림에 '지방: DV의 10%'라고 적혀 있으면 소비자는 그 라벨을 보고 자신이 1일 지방 필요량을 얼마나 섭취했는지 알 수 있고 기록할 수 있다.

1일 권장영양섭취량은 또한 건강한 성인이 결핍증에 걸리지 않으려면 어떤 영양소를 얼마나 먹어야 하는지도 알려준다. 이 같은 권고는 고정된 안전 기준이기 때문에 최소 필요량을 훌쩍 뛰어넘는다.

성인과 아이들 대부분은 권장량의 50%만 섭취해도 충분히 살아갈 수 있다.

성인의 경우 괴혈병을 예방하기 위한 1일 비타민C 섭취량은 10mg 정도면 충분하다. 정부는 비타민C를 많이 필요로 하는 사람의 경우 60mg 정도를 섭취하라고 권고하지만, 캠벨 교수는 건강을 위해 섭취해야 할 양은 200~300mg 정도라고 했다. 1일 권장영양섭취량은 건강을 유지하는 데 필요한 영양소의 최소량일 뿐 인체가 사용하거나 필요로 하는 영양소의 합이라고 생각하면 안 된다. 실제로 우리 몸은 섭취한 식품보다 훨씬 적은 양을 필요로 하기 때문이다.

결점 3 _ 합성영양제로 세운 기준이다

영양소 권장량은 합성물질 연구를 근거로 산정했기 때문에 천연비타민이나 미네랄 같은 천연영양소와 관계도 없고, 적용할 수도 없다. 탄수화물, 지방, 단백질 같은 미네랄이나 비타민이 아닌 영양소라면 이 기준이 적합할 수도 있다. 그러나 **천연비타민 권장량을 산정하려면 실험실에서 만든 합성물질이 아니라 천연영양소를 가지고 산정**

해야 한다.

영양소 섭취 기준을 세운 사람들은 합성영양제와 천연영양제의 차이를 이해하지도 깨닫지도 못한 것이 분명하다. 합성물질은 합성비타민과 마찬가지로 진짜 비타민과 영양소와 같다고 전제하고 연구를 시작한 건 아닐까? 1일 영양권장량이 식품으로 섭취하는 진짜 천연비타민이 아니라 합성비타민과 관계가 더 있다면 당연히 정확한 기준이라고 할 수 없는 것이다. 1일 영양권장량을 참고해 영양소를 섭취하는 데 있어 혼란스러운 이유는 바로 이 때문이다.

결점 4 _ 개인차를 무시했다

1일 영양권장량은 모든 사람에게 동일한 기준을 적용할 수 있다는 생각에 사람들이 생활습관에 따른 각 개인의 영양소 필요량을 무시하게 만든 장본인이기도 하다. 1일 영양권장량을 결정하는 기관에서는 개별 상황에 맞는 최적의 영양소 섭취량을 계산하지 못한다. 그저 한 개인이 질병에 걸리지 않기 위해 필요한 영양소의 총합에 안전을 위해 좀 더 많은 양을 더한 기준을 세웠을 뿐이다. **1일 영양권장량은 원래 젊고 활동적인 군인을 위해 만든 기준이기 때문에 어린아이, 노**

인, 여성에게는 지나치게 많은 양일 수 있다.

또한 비타민C, 비타민E, 베타카로틴 같은 항산화제의 경우 너무 낡은 기준이 되었다. 건강을 증진하려면 현재 권장량보다 적어도 2배 내지 5배 정도 늘려야 한다고 주장하는 영양학자도 있지만, 독성이 있는 합성비타민을 먹거나 영양강화식품을 먹는 사람이라면 권장량보다 훨씬 적은 양을 먹어야 할 수도 있다. 미국 식품의약품국 식품표기실 기술평가부 부장이자 영양학자인 크리스틴 루이스(Christine Lewis) 박사는 "1일 영양권장량은 소비자와 전문가가 사용하기를 기대하고 만든 기준이다. 권장 섭취량이 아니다. 하루 영양소 섭취량에 관해 알고 싶은 사람을 돕기 위한 참고자료일 뿐이다"라고 밝혔다.

1990년에 제정한 '영양 표시 및 교육에 관한 법'도 1일 영양권장량에 어느 정도 영향을 끼쳤다. 이 법은 '영양소를 표기할 때는 대중이 전체 섭취량의 중요성을 이해하고 쉽게 확인할 수 있는 정보를 표기해야 한다'고 규정했다. 비타민 같은 미국 식품의약품국이 규제하는 제품은 1994년 5월 8일부터 라벨에 1일 권장량을 표기해왔다.

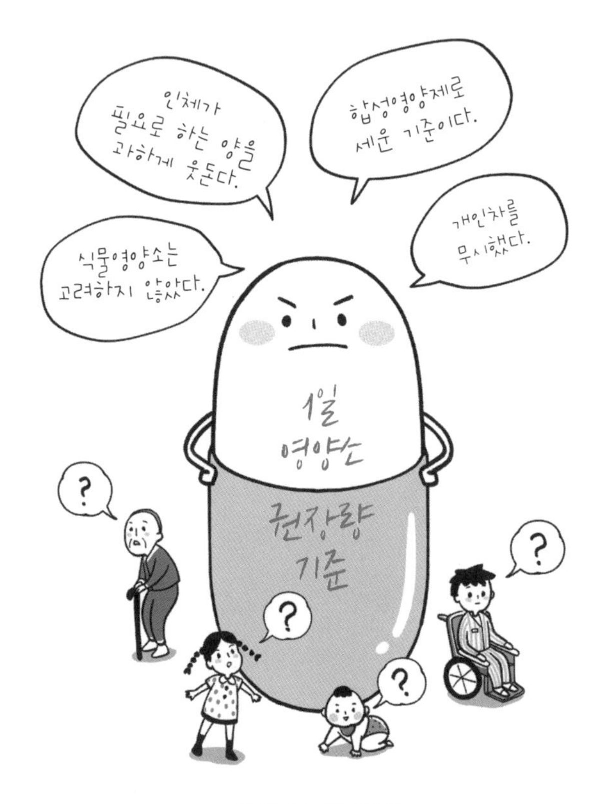

1일 영양소 권장량은
'합성물질과 천연물질이 거의 같다'는 틀린 전제와 추론 위에 서 있으며,
결핍증을 예방하기 위해 세운 기준일 뿐이다.

천연영양제를 기반으로 섭취 기준 다시 세우기

영양소 섭취의 기준은 모두 합성비타민 밀리그램 게임이다. 천연비타민, 유기농 미네랄, 기타 영양소 섭취량을 기준으로 삼지 않았기 때문이다.

천연영양소를 토대로 세운 기준이 없다는 것은 매일 천연비타민·미네랄 보충제를 먹고자 하는 사람들에게는 아주 심각한 문제다. 기준이 없다면 무엇을 얼마나 먹어야 하는지 알 수 없기 때문이다. 그렇다면 우리는 어떻게 해야 할까?

우리 연구소는 새로운 영양소 섭취 기준을 세울 비영리단체를 설립하고 있다. 여러분이 우리의 일에 동참하길 바란다. 그러면 먼저 천연식품으로 영양보충제를 만드는 회사를 응원해야 한다. 그런 회사가 라벨에 비타민 섭취량과 효능을 정확하게 기입하도록 해야 한다. 아직까지는 그런 내용을 정확하게 표기하는 회사가 거의 없다.

문제는 합성비타민C를 가지고 기준을 세운 합성비타민C 1일 권장섭취량이 60mg이라면, 천연비타민C는 하루에 얼마나 섭취해야 하는가이다. 상식적으로 대답하면 '천연비타민은 합성비타민보다 많이 먹을 필요가 없다'이다. 천연비타민은 훨씬 더 효과적으로 인체에 흡수되기 때문에 천연비타민은 60mg의 절반 이하인 15mg에서 30mg 정도만 먹어도 충분히 같거나 더 좋은 효과를 얻을 수 있다. 정말로 자연에서 얻은 천연비타민이라면 15mg만 먹어도 훨씬 좋은 효과를 얻을 수 있는 것이다.

하지만 **영양소 섭취 기준을 정하는 것은 그리 간단한 일이 아니다. 필요한 영양소의 종류와 양은 나이, 성별, 건강 상태, 식습관, 스트레스 정도에 따라 달라져야 한다. 천연식품에 관한 완벽한 기준을 완성하기 전까지는(앞으로 수년은 더 걸릴 것이다) 현행 1일 영양권장량을 기준으로 식습관을 형성해나갈 수밖에 없다.**

그리고 자연식품을 먹기 위해 노력해야 한다. 핵심은, 인체는 합성이나 비유기농 영양소가 아니라 생명력이 살아 있는 음식을 원한다는 것이다. 합성물질보다 효능이 떨어진다고 해도 자연식품은 인체 조직을 강화하고 기능을 향상시키는 건축 자재 역할을 한다.

또한 정부의 건강 관련 부서에 1일 영양권장량을 비롯한 영양소 섭취 기준을 천연식품 기준으로 바꾸도록 요구해야 한다. 과학적으로 정확하고 국민건강도 증진할 수 있는 천연식품을 근거로 섭취량을 결정하는 것이다.

천연제품을 지켜줄 법적 장치가 절실하다

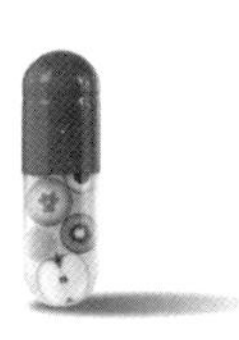

정부기관과 국제적인 제약회사들이 긴밀하게 협조하고 있는 이때, 우리가 원하고 우리 몸에 좋은 건강기능식품을 선택할 자유는 유례 없는 도전에 직면해 있다.

정부기관과 경제적 이익집단은 관련 규제를 강화하는 방법으로 합성제품 및 합성재료, 천연제품 및 천연재료의 차이를 왜곡시키고 우리가 합성화학 신앙에 의존하게 만든다. 국민의 건강을 보호한다는 명목으로 시행하는 그런 규제는 대부분 정부의 의사결정 기관을 좌지우지하는 거대 기업에 직접적인 이득을 줄 뿐이다.

식품, 건강기능식품, 약품을 규제하는 미국 식품의약품국이 국제적인 식품 가공 업체와 제약회사들의 막강한 영향력 아래 놓여 있다는 사실은 여러 책과 보고서를 통해 수년 동안 꾸준히 드러나고 있다. 유럽연합도 점점 같은 상황에 놓이고 있기 때문에 전 세계적으로 자연식품을 이용한 건강관리에 문제가 생기고 있는데, 그 시작이 영양소다.

'돈으로 살 수 있는 최상의 정부'라는 친숙한 문구는 미국 식품의약품국과 식품의약품국 관리자 및 식품의약품국의 결정에 적용될 수 있다. 미국 식품의약품국은 운영 예산의 상당 부분을 자신들이 규제해야 하는 산업체로부터 받고 있으며, 미국 식품의약품국 관리들은 은퇴한 뒤 자신이 규제했던 산업체에 들어가 관련 업무를 맡는 것이 관행이다. 그렇기 때문에 결국 미국 식품의약품국은 산업체의 이익에 민감하게 반응할 수밖에 없다. 미국 식품의약품국의 대변인들은 실제로 자신들의 진정한 고객은 소비자가 아니라 거대 제약회사라고 고백하고 있는데, 이 같은 솔직함 때문에 틀린 의제를 최우선으로 두는 잘못을 범하고 있다.

수년 동안 미국 식품의약품국은 건강기능식품과 약품에 관해 몇 가지 좋은 결정도 했지만, 그보다는 나쁜 결정을 훨씬 많이 했다. 천연제품이 엄청난 자본으로 무장한 제약회사 제품과 경쟁해 효능을 입증한 뒤에 관계 당국의 규제를 받고 시장에서 사라지는 경우를 여러 번 보았다. 그러나 건강기능식품에 에페드린 알카로이드 첨가를 금지한 경우처럼 전적으로 옳은 결정을 할 때도 있다.

에페드린 알카로이드는 마황에 들어 있는 화학물질로, 유명한 체중 감소 제품의 한 성분이다. 자연에서 자라는 마황과 달리 에페드린 알카로이드를 농축한 제품은 사람의 몸에서 약품처럼 작용해 각성제를 복용한 효과를 낸다. 미국 식품의약품국은 2004년 2월 11일자 연방정부 공보를 통해 '에페드린 알카로이드를 첨가한 다이어트 제품은 질병 및 부상에 걸릴 위험이 지나치게 크다'고 밝혔다. 마황에 들어 있는 에페드린 알카로이드의 가장 큰 문제는 남용된다는 것이다. 몇몇 식품 보충제 회사에서 만드는 다이어트 식품에는 에페드린 알카로이드가 지나치게 많이 들어 있다.

거대 제약회사는 모든 비타민을 약으로 규제한다는 의견에 지지하는데, 그래야 시장에서 훨씬 더 큰 이익을 취할 수 있기 때문이다. 이는 비타민을 많이 먹고자 하는 사람은 면허증이 있는 의사에게 처방을 받아야 하는 독일에서 이미 충분히 확인할 수 있다.

유럽 전역에서 천연영양제와 약초에 관한 기대가 높아질수록 규제는 점점 강화되고 있다. 건강기능식품의 판매와 유통 과정을 정부 당국이 통제하려는 시도는 북아메리카 전역에서 점점 더 확장되고 있다.

국제식품규격위원회(Codex)의 위협

인체의 생화학적 요구와 건강 상태에 맞게 비타민을 섭취할 수 있는 자유는 훨씬 높고 두꺼운 벽에 갇혀 있다. 주요 언론이 집중 보도한 바에 따르면, 의사의 처방 없이 살 수 있는 약품을 포함해 전 세계에서 판매되는 식품 · 비타민 · 미네랄 판매를 규제하는 수백 가지 기준과 규칙을 한 국제기구에서 만든다.

코덱스 아일멘타리우스(Codex Alimentarius, 국제식품규격위원회)는 국제연합(UN)이 식품의 생산부터 유통에 이르기까지 식품과 영양소 제품 무역의 모든 측면을 통제하는 국제법을 만들기 위해 설립한 기관이다. 코덱스에서 정한 기준은 합성이든 천연이든 상관없이 모든 비타민과 미네랄에 적용된다.

표면적으로 이 국제법의 첫 번째이자 주요 목적은 코덱스 법령 1조 a항에 천명한 것처럼 '소비자의 건강을 보호하고 공정한 식품 무역을 확립하는 것'이다. 상당히 좋은 의도로 만든 문구 같지만, 한 가지 문제가 있다. 코덱스 법령은 2009년 12월 31일자로 전 세계에 발효되었는데, 현대사회에 통용되는 관습법이 아니라 프랑스 민법(나폴레옹법)을 토대로 하고 있다. 프랑스 민법대로라면, 성문법에 명확하게 명시된 내용이 아니면 당연히 불법이다. 관습법은 그와는 반대 입장을 취하고 있다. 성문법에 명확하게 금지한 내용이 아니라면 자동적으로 허용되는 것이다.

2005년 7월 4일에 코덱스가 비준한 비타민과 미네랄에 관한 법령은 각 나라 정부가 '악마는 디테일에 있다'는 사실을 자국법으로 적용하도록 강요했다. 그 내용은 다음과 같다.

- 법령은 영양보충제에 첨가하는 '비타민 및 프로비타민(체내에서 비타민으로 변하는 물질)과 미네랄은 과학 자료로 입증된 섭취량이 포함되어야 하며, 식량농업기구(FAO)와 세계보건기구(WHO)가 인정한 형태여야 한다. 두 기구는 모두 유엔 산하단체다.
- 비타민과 미네랄의 기원은 천연이거나 합성일 수 있으며, 반드시 안전성과 생체이용률을 고려해 선택해야 한다.
- 제조자가 영양보충제에 첨가하는 비타민과(또는) 미네랄의 1일 섭취 최소량은 식량농업기구와 세계보건기구가 권고한 1일 섭취량의 15%여야 한다.
- 영양보충제에 첨가하는 비타민과 미네랄의 1일 최대 섭취량은 반드시 '일반적으로 받아들여지는 과학 자료를 근거로 과학 위험평가를 통과한 안전 최대치를 적용한다'는 기준을 따라야 한다.

코덱스가 정한 위 기준에 맞는 비타민과 미네랄 보충제라면 어떤 제품이든지, 또한 코덱스가 정한 표준국제건강기능식품보충제법을 자국법으로 적용한 국가라면 어디든지 수출할 수 있다. 세계보건기구는 코덱스가 정한 법령과 표준국제건강기능식품보조법을 적용하지 않고 자국법을 근거로 건강기능식품 무역에 관여하는 국가에 무역 제재 조치를 취할 수 있다. 다시 말해서 전 세계의 식품 및 건강기능식품 경제에 끊임없이 참여하고 싶은 국가는 자국법을 코덱스가 정한 법령과 반드시 조화시켜야 한다.

지난 10년 동안 30여 차례 코덱스에서 다양한 기준과 법령을 만들었지만, 우리가 가장 고려해야 하는 내용은 특수영양식품영양소위원회에서 제정한 기준과 법령들이다.

영양보충제를 감독하는 특수영양식품영양소위원회의 의장은 독일 의사 롤프 그로스클라우스(Rolf Grossklaus) 박사로, 영양보충제에 포함될 영양소 기준치를 결정하는 법령 제정에 결정적인 역할을 했다. 그는 독일위험평가연구소에서 발표한 논문의 공동 저자이기도 하다. 박사가 이끈 연구팀은 영양보충제의 독성을 분석하고 최대 권장 섭취량을 결정했다. 박사는 영양보충제를 관리하는 코덱스를 이끌고 있었기 때문에 당연히 박사의 보고서는 국제섭취권장량 표준기준을 결정할 때 큰 영향력을 발휘했다.

국제기관이 정한 터무니없이 낮은 권장 섭취량은 우리가 직접 치료에 필요한 비타민의 양을 결정할 자유를 효과적으로 차단했다. 코덱스에서 정한 섭취량 이상을 복용하는 행위는 무조건 금지되거나 반드시 의사의 처방을 받아야 한다. 실제로 미국 농무부 산하 식품영양국이 정한 권장 섭취량과 코덱스가 정한 권장 섭취량은 큰 차이가 난다.

코덱스가 터무니없이 낮게 책정한 1일 권장 섭취량 목록을 살펴보면 그로스클라우스 박사와 코덱스가 영양보충제(천연식품으로 만든 경우일지라도) 속에 들어 있는 영양소를 어떻게 평가하고 있는지 잘 알 수 있다. 건강에 해가 되는 독성물질이 될 수도 있다고 보는 것이다. 이는 위험 평가 시 제약회사 약품이나 합성화학 독성물질의 사용량을 결정할 때 적용하는 방법이다.

코덱스의 이런 관점은 과학적 방법론에서나 천연제품을 취급하는 태도 모두 엄청나게 잘못된 것이다. 코덱스는 식품으로 만든 영양보충제를 독성물질로 취급하기 위해 건강을 지킬 수 있는 자연 친화적 방법을 택할 자유를 제한했을 뿐만 아니라 자연과 생명을 지키는 영

코덱스가 비준한 비타민과 미네랄에 관한 1일 권장 섭취량

	미국 식품영양국	코덱스
비타민C	2,000mg	225mg
비타민E	1,000mg	15mg
비타민B_6	100mg	5.4mg

양소에 관해 인류가 쌓은 전체 경험을 기각해버렸기 때문이다.

2005년에는 노르웨이와 독일에서 코덱스가 고시한 법령을 적용한 뒤 거대 다국적 제약회사가 이 법령을 천연영양소를 찾고자 하는 사람을 막는 차단막으로 이용함으로써 두 나라의 건강기능식품 시장을 장악해버렸다. 그 바람에 이 두 나라에서 비타민C를 200mg 이상, 비타민E를 45IU 이상, 비타민B_1을 2.4mg 이상 복용하려면 반드시 의사의 처방을 받아야 한다.

현재 노르웨이의 거대 제약회사인 셰링플라우는 에크나시아 팅쳐의 판매를 좌지우지하고 있다. 노르웨이에서 의사의 처방전 없이 에크나시아 팅쳐를 구입하려면 터무니없이 비싼 돈을 내야 한다. 은행잎 같은 여러 허브도 마찬가지인데, 정부가 관리하는 제약회사에서 단독으로 영양보충제를 만들고 그 제품을 단독으로 약국, 천연식품 판매점, 편의점에 공급하기 때문이다.

유럽의 주요 제약회사와 의학단체들이 코덱스가 제정한 비타민 보충제에 관한 제한 법령을 지지하고 있는데(곧 미국도 그럴 것이다), 그 이유는 소비자의 건강을 생각하기 때문이 아니라 훨씬 많은 이득을 낼 수 있기 때문이다. 건강할 수 있는 자유가 아니라 이익을 극대화하는 것이 이런 기관들이 누구나 같은 법령 속에서 조화를 이루도록 정부 관료와 공무원을 조종하는 이유다.

미국 식품의약품국에서 이 가혹한 코덱스의 기준과 법령을 채택할 가능성은 얼마나 될까? 1995년 10월에 발행한 연방정부 공보에 실린 공고대로라면 미국 식품의약품국은 코덱스가 고시한 규제 내용을 준수하고 세계무역기구 같은 국제기구가 비준한 통상 조약을 따르고 있다. 하지만 미국 식품의약품국이 이 같은 자세를 바꿀 가능성은 희박해 보인다. 국제기구가 정한 법령을 위반함으로써 받을 경제적 불이익 대신 국민이 건강할 자유를 희생한 것이다.

이 같은 상황 때문에 미국 의회가 코덱스의 기준을 1994년에 비준했으며, 미국 시민이 영양소 섭취량에 제한을 받지 않을 수 있도록 영양소 첨가량의 상한선을 없앤 건강기능식품 건강교육법과 충돌할 수밖에 없게 되었다. 절반이 넘는 미국인이 매일 비타민 보충제나 영양보충제를 먹는다. 코덱스가 제정한 법이 미국에서 발효된다면 거대 제약회사는 비타민 시장을 점유하고 천연식품과 천연기능식품을 완전히 몰아낼 것이다.

약이라고 할 수 있는 합성비타민을 규제해야 한다는 입장에는 동의하지만, 한 국제기구가 전 세계 사람들이 자신의 건강을 위해 식품과 영양보충제를 선택할 자유를 감독한다는 것은 아주 불쾌한 일이다.

영국 서리(Surrey)에 있는 비영리단체이자 소비자권익보호단체인 자연건강동맹(The Alliance for Natural Health)은 소비자가 영양보충제, 대체영양소 치료 및 대체의학에 접근할 수 있는 권리를 막는 이런 조약을 막기 위해 노력하고 있다. 자연건강동맹은 유럽사법재판소(ECJ)에서 코덱스가 차후 전 세계 천연건강기능식품 시장을 규제하지 못하도록 막는 쾌거를 이루며, 식품에 함유된 비타민과 미네랄은 국민건강에 전혀 위협이 되지 않으며 끊임없이 안전성 평가를 해야 할 필요가 없음을 분명히 했다. 전 세계에서 활약하는 자연건강동맹 활동가들 덕분에 소비자 스스로 자신이 먹을 음식과 영양보충제를 선택할 권리를 확보하는 투쟁에서 의미 있는 승리를 거두었지만 훨씬 더 많은 노력이 필요하다.

영원히 경계를 서야 하는 것, 그것이 자유를 위한 대가이다. 특히 건강을 위한 자유라면 철저하게 경계를 서야 한다. 천연영양소는 자연이 우리에게 준, 마땅히 누려야 할 선물이다. 자연이 주는 선물을 받을 권리를 지키려면 경제적 실세들이 끊임없이 우리를 제제할 법령을 만들 것임을 깨닫고 끊임없이 우리가 원하는 것을 요구해야 한다. 그렇지 않으면 그들은 침묵을 동의로 받아들일 것이다.

닫는 글

미래의 건강을 책임질 새로운 움직임

당신은 이 책이 제공하는 정보를 모두 읽었다. 그렇다면 이 지식을 어떻게 활용해야 할까? 이 지식을 어떻게 당신의 인생에 적용해야 할까? 이 질문에 관한 답을 찾고 싶다면 우선 다음 질문에 답해 보자.

- 자신과 자신이 사랑하는 사람들의 건강을 위해 제품 라벨을 꼼꼼하게 살펴 합성물질이 들어 있는지를 확인할 것인가?
- 몸에 흡수되지도 않는 합성비타민에 돈을 낭비하지 않겠는가?
- 면역과 건강을 위해 천연식품으로 만든 건강기능식품을 찾을 것인가?
- 다른 사람에게 천연영양소와 천연식품 보충제를 선택할 수 있는 권리를 위해 기꺼이 싸워야 한다고 말할 수 있는가?

이 모든 질문에 확고하게 "그렇다"고 대답할 수 있다면 당신은 분명 천연비타민·미네랄, 천연식품을 기준으로 영양소 섭취 기준을 정하는 것이 얼마나 중요한지를 이해하고 효과적으로 알릴 수 있는 사람이 된 것이다. 천연식품을 근거로 세운 기준은 자신이 건강하고 국민이 건강하기를 바라는 사람을 위한 간결하고도 분명한 횃불이 되어줄 것이다.

시장에서 천연영양제를 더 많이 더 쉽게 구입할 수 있어야 한다. 그러려면 합성물질을 전혀 넣지 않고 만든 식품과 영양보충제 라벨에 천연식품임을 확실히 표시해야 한다. 천연식품 인증 표시가 없는 제품은 합성물질을 첨가한 제품임을 알아볼 수 있게 하는 것이다. 천연식품 인증 표시는 또한 비타민 보충제와 영양강화식품에 천연 재료가 들어 있음을 확인할 수 있는 방법이기도 하다.

현재 미국의 비영리단체인 '천연식품기준그룹(the Naturally Occurring Standards Group)'에서 식품, 비타민, 의약품에 관한 천연식품 기준 및 안내 치침을 만들기 위해 애쓰고 있다. 천연식품기준그룹은 제품에 표기할 천연식품 인증 보증서에 명기할 내용과 적용 범위를 정하고, 엄격한 천연식품 기준을 지키는 제조업자에게 인증 스티커를 발행할 것이다.

이 캠페인의 목표는 진짜 유기농 제품에 천연식품 인증 스티커를 붙이고, 현재 '천연'이라는 라벨이 붙은 비타민 보충제 중 90% 이상에 합성물질이 섞여 있음을 알리는 데 있다. 이는 전 세계적으로 자행되고 있는, 반드시 밝혀져야 하는 사실로 당신이 친구와 지인에게 이 책을 알리고 천연식품 인증 운동을 알려야 하는 이유이다.

소비자는 자신이 구입하는 제품의 내용물에 관해 더 정확하고 완벽한 정보를 알아야 한다. 소비자는 진실을 알 권리가 있으며, 다양한 제품을 비교해 직접 판단을 내릴 권리가 있다. 스스로 영양소를 선택할 권리는 자연의 지혜를 무시하고 합성화학 신앙을 위해 일하는 규제 당국의 임의적인 잣대에 휘둘려서도 안 되고, 제약회사의 결정에 좌우되어서도 안 된다.

천연식품 인증을, 사회를 위한 기업 윤리의 암호이자 우리 삶을 위한 선택으로 채택하는 순간 다음 세대가 천연식품을 섭취할 수 있는 기회는 넓어질 것이다. 미래는 당신 손에 달렸다.

(더 많은 정보를 보고 싶거나 천연식품 인증을 획득하고 싶다면 www.nosg.org를 방문하자.)

부록 A 천연식품기준(NOS) 요약

이 글은 영양보충제 업계에 제출하기 위해 히포크라테스건강연구소와 저자가 준비한 것이다. 기업과 소비자가 천연식품에 관한 기준을 세울 때 적용할 수 있도록 내용을 요약했으며, 이 기준이 실생활에서 보증서 역할을 하는 동시에 대중을 교육하는 도구가 될 수 있는 방법을 보여준다.

- 플로리다주 웨스트 팜 비치 히포크라테스건강연구소에서 의학박사 브라이언 클레멘트와 스코트 트레드웨이가 작성

천연식품기준(NOS)

천연식품기준(NOS, Naturally Occurring Standard)은 식품 원료, 영양보충제, 영양강화식품을 비롯한 모든 식품 제품에 들어 있는 비타민과 여러 영양소가 천연인지를 밝히고 보증하고 표기하고 증명하기 위해 세운 기준으로, 천연영양소와 합성영양소를 명확히 구별해 줄 것이다.

현재 비타민과 필수영양소의 질적·양적 상태를 평가하는 기준(1일 권장량, 1일 필요섭취량, 1일 권장영양섭취량 같은)과 영양보충제와 영양강화식품과 관련된 세부 내용 및 영양소의 활성도, 라벨 표기법 등에 관한 이해력은 본질적으로 60년 전에 동물을 대상으로 진행했던 합성물질 연구에 기반을 두고 있다.

현재 영양강화식품, 건강기능식품과 관련해 합성물질이 아닌 천연물질이 첨가되어 있음을 표기하고 그 효능을 알릴 수 있는 질적·양적 기준은 없다. 이 같은 상황은 천연영양보충제 개발자 및 판매자뿐만 아니라 실험실에서 만든 합성영양소와 식물에서 직접 만든 천연영양소의 차이를 정확히 알아야 하는 소비자들에게도 당혹스러운 일이다. 따라서 천연영양소에 관한 정보를 제공해 줄 새로운 기준을 만들고 있는 것이다. 천연식품기준은 또한 1일 천연식품 권장섭취량을 제시함으로써 주로 합성물질에 기반을 둔 1일 영양권장량과 1일 권장영양섭취량을 대체할 새로운 양적 기준을 세울 연구 개발에도 도움을 줄 것이다.

서론

우리는 직접 영양제 속에 들어 있는 영양소가 어떤 식으로 흡수되는지를 조사하는 연구 방법을 개발했다. 지난 20년 동안 히포크라테스건강연구소에서는 1만 8,000명의 혈액을 정밀히 조사했다. 그중 1만 1,750명은 다양한 합성영양제를 한 가지 이상 복용하는 사람이었다.

우리는 그 사람들 대부분이 합성영양제에 들어 있는 영양소를 거의 흡수하지 못한다는 것을 발견했다. 이는 혈액 속에 들어 있는 결정을 확인해보면 쉽게 알 수 있다. 이 같은 사실에 걱정이 된 트레드웨이 박사와 나는 후속 연구를 진행했다. 그 결과 화학물질과 천연물질을 구분하고, 부적절하고 자극적이며 부작용을 야기하는 실험실에서 만든 영양소와 천연물질의 효능을 분명히 보여줄 천연식품 기준을 세워야 한다는 생각을 확고히 하게 되었다.

배경과 심의

합성비타민은 1930년대 후반부터 1940년대 초반이라는 아주 이른 시기에 제조되기 시작했으며, 현재 상업적으로 시판되는 비타민 보충제와 영양강화식품에는 대부분 합성비타민이 들어간다. 라벨에 '천연'이라고 표시했다고 해도 이런 합성비타민은 자연에서 온 것이 아니라 화학실험실에서 만든 것이다. 합성비타민 제품에도 '천연'이라는 문구를 넣을 수 있는데, 그 이유는 천연물질 함량이 10%만 되면 법적으로 '천연'이라고 표기할 수 있기 때문이다.

오래 전에 사용한 1일 영양권장량(RDA)과 현재 사용하는 1일 권장영양섭취량(DV)은 합성비타민과 관계가 있지만 정부의 지원을 받는 영양소 섭취 기준이기 때문에 합성영양소는 확고하게 뿌리를 내릴 수 있었고, 합성영양소의 화학구조가 천연영양소의 화학구조와 비슷하다는 이유로 합성비타민도 천연비타민과 같다는 개념이 널리 퍼지게 되었다. 그러나 추출한 화학물질은 복잡한 여러 물질이 시너지 효과를 내는 천연영양소와 절대로 같지 않다. 따라서 천연식품기준은 진짜 비타민이란 무엇인가 하는 질문을 둘러싼 논쟁을 불러일으킬 것이다.

비타민과 영양소에 관한 역사는 비타민이 정확히 무엇인지 알기 전에 비타민 결핍증 치료에 비타민을 이용하면서 시작되었다. 수백 년 전, 영국 해군은 감귤류를 먹으면 항해하는 동안 선원들이 괴혈병에 걸리지 않는다는 사실을 알게 되었다(괴혈병은 현재 비타민C 결핍 증상으로 알려져 있다). 선원들이 감귤류를 주기적으로 먹기 전까지, 영국 해군은 엄청난 인명을 바다에서 잃어야 했다. 비타민B 결핍증이라고 알려져 있는 펠라그라나 각기병 같은 질병도 비슷한 역사적 배경을 가지고 있다. 비타민B 결핍증은 쌀겨를 먹으면 예방할 수 있다. 훗날 식품을 분석해 구성 성분을 밝혀낼 수 있었고, 특정 식품에 비타민결핍증을 예방할 수 있는 특별한 천연영양소 복합체(비타민)가 들어 있음을 알아낼 수 있었다. 이로써 인류는 '비타민이란 무엇인가'라는 다음과 질문을 할 수 있게 되었다.

'비타민은 식품에 들어 있는 한 개 혹은 두 개인 활성물질이기 때문에 그 물질만 화학적으로 복사해 의학적으로 적용하면 전체 비타민이 지닌 효능을 발휘할 수 있는 것인가? 아니면 그런 복제물은 단순히 전체의 일부에 지나지 않는 것인가?'

천연식품기준은 합성비타민은 천연비타민이 아니며, 천연비타민의 일부에 불과하다는 입장을 취한다. 이는 일부는 전체가 될 수 없듯이 비타민의 일부도 진짜 비타민이 아니라 복합체의 부분이라는 뜻이다. 예를 들어, 아스코르빈산을 생각해보자. 많은 사람이 비타민C의 일부인 아스코르빈산을 정말 비타민C라고 생각하기 때문에 아스코르빈산을 비타민C라고 부른다. 그러나 아스코르빈산은 비타민C의 일부일 뿐이다. 진짜 비타민C는 아스코르빈산이 아니라 바이오플라보노이드나 타닌 같은 알려진 물질과 알려지지 않은 여러 물질로 이루어져 있다.

합성영양소는 소화 흡수될 경우 부작용을 일으킨다. 이 독성 반응은 역시 합성화학물질인 약품을 섭취했을 때 나타나는 것과 마찬가지 반응이다. 합성비타민E, 합성카로틴, 합성비타민D, 합성비타민C 등을 다량 섭취하면 문제가 생긴다는 사실이 잘 알려져 있다. 수많은 단체와 기관에서 합성비타민·영양소는 천연영양소와 다르다는 사실을 잘 알고 있으며, 합성영양소를 제조하는 거대 제약회사들도 이 같은 사실을 잘 알기 때문에 약품의 복용량을 제한하는 것처럼 합성영양소의 복용량도 제한해야 한다는 입장을 취하고 있다.

산업적으로 활용할 수 있는 천연제품과 관련해 정부가 공식적으로 정의를 내린 '천연'이라는 개념은 현재 없다. 하지만 미국 식품의약품국은 천연 재료를 '합성한 물질과는 정반대인 식물이나 동물 제품에서 직접 추출한 물질'이라고 정의한다. 히포크라테스건강연구소는 미국 식품의약품국의 정의를 지지하는데, 특히 합성영양소는 천연영양소와 분명히 다르다는 사실에 공감한다. 우리는 또한 2005년 7월 12일 자연건강동맹이 개제한 국제식품규격위원회(코덱스)를 상대로 진행한 재판에서 합성영양소와 천연영양소를 분명하게 구분한 판결 내용을 지지한다. 다음은 자연건강동맹이 보고한 내용의 일부이다.

바람직하지 않은 비타민과 미네랄에 관한 금지령은 식품의 일부로 섭취하거나 발견되는 모든 비타민과 미네랄에는 적용되지 않기 때문에 식품을 기반으로 하는 영양소는 2005년 8월 1일자로 금지령을 적용하지 않는다. 금지령은 FSD에만 적용한다(천연이 아니라 '화학물질'에서 유래한 비타민과 미네랄에 적용한다는 의미). 법원은 코덱스의 법령이 다른 영양보충제가 아닌 '화학물질'을 가지고 만든 비타민과 미네랄이 들어 있는 영양보충제에만 적용된다고 해석했다(판결문 63절).

이는 미국 식품의약품국과 코덱스만이 아니라 전 세계 여러 관계 기관과 연구소, 기업들이 천연영양소와 합성영양소는 분명히 다르다는 사실을 인지하고 있다는 명백한 증거다. 천연영양소와 합성영양소의 차이를 분명하게 인지하는 식품업계를 주도하는 사람과 조직이 있다고 해도 그 같은 지식을 일반 대중은 제대로 모르고 있다. 따라서 이 같은 지식을 널리 알리고 대중을 상대로 교육할 조직적인 프로그램이 반드시 필요하다. 천연식품기준이 마련되면 대중 교육에도 큰 성과가 있을 것이다.

천연식품기준은 영양소가 들어 있는 식품을 분류하고, 건강기능식품의 효능을 알려줄 기준으로 활용할 수 있을 것이다. 일단 천연식품 인증 마크를 획득한 영양강화식품, 영양보충제는 최종 소비자에게 라벨에 표시된 재료는 모두 천연물질로 만들었음을 알려줄 수 있다. 천연식품 인증 마크 획득은 현재 유기농식품 인증 마크 획득에 적용하는 방식을 유사하게 적용하면 될 것이다. 그러나 천연식품 인증서는 유기농식품 인증서 같은 여느 인증서와는 다른 점이 있다. 바로 천연영양소와 합성영양소의 차이에 초점을 맞춘다는 것이 그것이다.

천연식품 인증 마크는 자연에서 유래한 천연식품을 원료로 만든 천연제품이 효능을 내는 경우에만 사용할 수 있다. 실제로 천연식품 인증 마크가 비타민 보충제를 인증하는 도구가 될 수 있는지를 판단하려면 먼저 현재 상황을 살펴보아야 한다. 현재 시판되는 비타민 보충제에는 직접적으로든 간접적으로든 조금이라도 합성물질을 포함하고 있다. 간접적으로 넣는 경우는 효모 같은 물질을 배지로 사용하는 경우다. 천연식품 인증 마크를 획득하려면 직접이든 간접이든 화학물질을 전혀 첨가해선 안 된다. 천연식품 인증을 받은 제품은 현행 영양소 섭취 기준과 비교했을 때 양적으로 효능이 낮을 수밖에 없다. 합성물질을 첨가한 제품은 효능이 훨씬 높다. 합성물질을 첨가한 제품의 효능이 높은 이유는 천연식품으로 만든 제품보다 훨씬 높은 농도로 농축되어 있기 때문이다.

천연식품 인증 마크를 획득한 제품은 합성제품과 분명히 구분할 수 있기 때문에 소비자는 합성물질이 아닌 천연식품을 구입할 수 있다.

천연식품 인증 마크를 획득한 제품이 '천연'이라는 용어를 라벨에 표기할 때는 반드시 재료의 출처를 밝혀야 한다. 라벨에 특정 영양소의 원산지 표기가 누락되어 있다면 소비자는 그 영양소는 천연물질이 아닌 합성물질로 만든 것임을 알 수 있다. 천연식품 인증 마크를 획득한 제품은 기록해야 할 내용도 많고 고려해야 할 예외도 많지만, 천연식품기준은 천연영양소와 합성영양소를 구별하고자 하는 건강 전문가와 소비자에게 큰 도움을 주는 안내서가 될 것이다.

지난 70년 동안 '천연'으로 둔갑한 합성비타민이 시장에 많이 쏟아져 나왔기 때문에 일반 대중은 어떤 비타민이 합성이고 어떤 비타민이 천연인지 제대로 알지 못한다. 진짜 영양소와 합성영양소의 가장 중요한 차이는 독성 반응이 있는가 없는가에 있다.

현재 비타민 보충제와 영양강화식품에 들어 있는 비타민은 대부분 자연과 상관없는 실험실에서 만든 화학물질이다. 합성비타민은 합성화합물인 약과 비슷하게 작용한다. 많은 합성비타민에 부작용이 있다. 예를 들어 합성비타민A는 선천적 결손증을 유발하며, 합성베타카로틴은 심장마비와 암을 일으킬 수 있다. 합성비타민E는 여러 가지 부정적인 반응이 있을 수 있다는 연구 결과가 나와 있다. 합성비타민은 위급한 경우 약처럼 활용할 수 있지만, 천연비타민과 천연비타민 보충제를 지지하는 사람들은 합성비타민은 장기간 복용하면 안 된다는 입장을 취하고 있다.

합성비타민은 약품과 비슷한 화학독성물질일 수도 있기 때문에, 천연제품임을 분명하게 밝힐 수 있는 천연식품기준을 확립하고 천연제품을 인증하는 일은 아주 시급하면서도 중요하다. 또한 소비자 스스로는 철저하게 검열하고 식품 시장을 방어해야 하고, 제도적으로는 합성영양소를 완전히 구별할 수 있는 엄격한 법률을 제정하는 것이 아주 시급한 실정이다.

요약

현재 상업적으로 시판되는 비타민 보충제는 크게 두 종류로 나뉜다.

- **화학물질(USP 같은 제조 업체가 만드는 영양소)을 천연물질로 만든 배지에 섞은 비타민 보충제** : 이런 보충제는 합성영양소를 제품에 직접 섞은 경우로, 건강기능식품과 영양강화식품이 여기에 속한다.

- '식품 성장' 보충제나 '식품 배지' 보충제 : 화학물질을 효모, 해조류, 미생물 등으로 만든 배지에 섞어 새로 배양해 만든 배지로 보충제를 만들거나 효능이 강한 물질을 더 첨가해 만든 보충제

이런 라벨이 붙은 제품은 흔히 '식품' 원료로 혼합 배지를 만들었다는 틀린 정보를 퍼트린다(합성영양소를 간접적으로 첨가한 제품이 그렇다). 합성영양소를 간접적으로 섞은 경우에는 라벨에 '식품 원료 사용'이라는 표시를 하는데, 배지를 천연식품이라고 부를 수 있는(예를 들어, 효모 같은 성장하는 생명체) 재료를 사용했다면 합성물질을 섞은 경우에도 합법적으로 '식품 원료 사용'이라는 문구를 표기할 수 있다. 천연식품 인증 마크는 전적으로 원료부터 배지에 이르기까지 천연식품을 사용하고 천연식품의 효능을 가지고 있는 제품에만 붙일 수 있기 때문에 소비자가 선택할 수 있는 제3의 영양보충제가 탄생할 것이다.

천연식품 인증을 받은 제품은 기준 최저치를 합격한 제품이라고 해도 식품과 식물을 직접 농축한 영양소만 포함될 것이다. 직접이든 간접이든 합성물질이 조금이라도 들어간 식품은 절대로 천연식품 인증을 받을 수 없다.

천연식품기준은 영양보충제와 영양강화식품을 위한 소비자 기준으로 식품업계가 개발하고 사용할 수 있을 것이다. 천연식품 인증 마크를 건강기능식품과 식품 제품 라벨에 붙이면 소비자는 어떤 제품을 사야 하는지 알아볼 수 있을 것이다. 소비자가 좀 더 많은 정보를 가지고 제품을 선택할 권리를 얻게 되는 것이다.

결론

일반 대중이 혼란을 느끼지 않고 합성영양소가 아닌 진짜 영양소를 구별할 수 있도록 모든 식물성 제품, 건강기능식품, 식품 제조업들은 천연식품기준을 인증받아 사용하도록 촉구하는 바이다.

우리가 추구하는 목표는 소비자들에게 모든 정보를 알리는 것이다. 이를 위해 비타민이 들어 있는 모든 제품에 반드시 천연물질이 들어 있는지 그렇지 않은지를 분명하게 밝히기를 촉구한다. 실제로 천연물질을 농축해서 만든 제품이 아니라면 라벨에 '천연비타민A'나 '천연 원료 사용' 같은 문구를 표기할 수 없어야 한다. 천연비타민이나 영양소가 들어 있다는 명확한 표시가 없으며 천연물질이 일부 첨가된 것이라면 해당 제품은 절대 천연비타민이라고 할 수 없는 합성제품이라고 생각하면 된다.

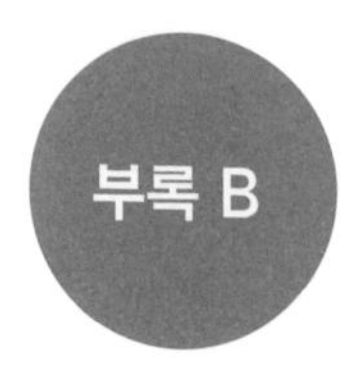

한국의 건강기능식품 세부표시기준 중 성분 표시의 기준 (식품의약품안전처 고시)

한국에도 다른 나라들처럼 '천연영양보충제'를 인증하는 기관은 없다. 단, 식품의약품안전처 고시 내용 중에 성분 표시에 관한 규정이 있어 발췌한다.

- 동물에서 유래된 성분(식품첨가물을 포함한다)을 사용하는 경우에는 그 성분명, 기원동물 및 사용 부위를 표시한다. 다만, 빈 캡슐 등 제조공정상 소해면상뇌증의 감염 우려가 없는 품목의 경우에는 그러하지 아니하다.
- 인공(조합)향 · 합성착색료 · 합성보존료 또는 어떠한 인공이나 수확 후 첨가되는 합성성분이 제품 내에 포함되어 있지 않고, 먹을 수 없는 부분을 제거했거나 최소한의 물리적 공정 이외의 공정을 거치지 않은 건강기능식품에는 '천연' 표시를 할 수 있다.
- '100%'의 표시는 표시 대상 원료를 제외하고는 어떠한 물질도 첨가하지 않은 경우에 한해 표시할 수 있다.

- 우수건강기능식품제조기준(GMP) 적용 지정업소의 제품에는 'GMP 적용 업소'라는 문구 또는 우수건강기능식품제조기준 적용 지정업소임을 나타내는 'GMP 인증 도안'(아래 참조)을 표시할 수 있다.

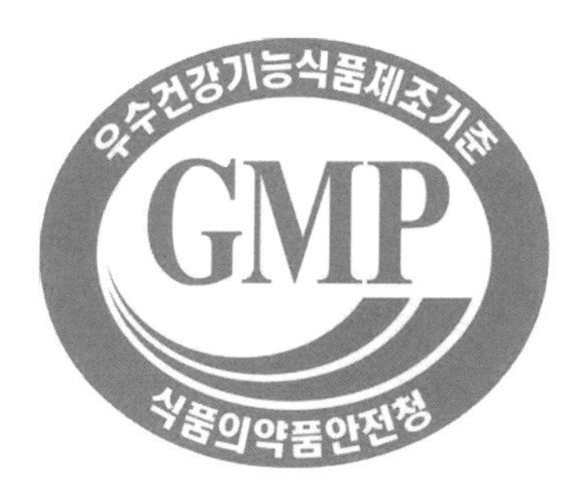

- 알레르기 유발 성분을 사용하는 제품과 그렇지 않은 제품을 같은 제조시설에서 생산하게 될 경우 불가피하게 혼입 가능성이 있다는 내용을 표시해야 한다. 다만, 혼입의 가능성이 전혀 없는 경우에는 표시하지 않아도 된다[예:'이 제품은 메밀을 사용한 제품과 같은 제조 시설에서 제조하였습니다'].

- 합성보존료 및 색소 등의 식품첨가물을 사용하지 않은 경우 그 내용을 표시할 수 있다[예: 무(無) 합성보존료]. 이는 '식품첨가물의 기준 및 규격'(식품의약품안전처 고시) 중 해당 제품에 사용할 수 있는 식품첨가물의 경우에 한하며, 사용이 금지된 첨가물에 대해서는 '사용하지 아니하였다'는 표시를 할 수 없다.

건강기능식품의 세부표시기준 등을 더 알고자 하면 식품의약품안전처 웹사이트의 '법령 · 자료'란을 방문하라.

■ **식품의약품안전처 웹사이트 http://www.mfds.go.kr**

- Acuff, R. V. "Vitamin E: bioavailability and function of natural and synthetic forms." American Journal of Natural Medicine 5:10-13, 59 (1998).
- "Alliance for Natural Health Critiques JAMA Study." March 5, 2007. www.alliance-natural-health.org (accessed 8/12/09).
- "Alpha Tocopherol Beta Carotene Cancer Prevention Study Group, The." National Cancer Institute. http://dceg.cancer.gov/atbcstudy/study_details.html (accessed 8/12/09).
- Bernard-Gallon, D.J. et al. "Differential effects of n-3 and n-6 polyunsaturated fatty acids on BRCA1 and BRCA2 gene expression in breast cell lines." British Journal of Nutrition 87(4):281-9 (Aprill 1, 2002).
- Bjelakovic, G., et al. "Mortality in Randomized Trials of Antioxidant Supplements for Primary and Secondary Prevention: Systematic Review and Meta-Analysis." JAMA 297:842-57 (February 28, 2007).
- Blumberg, Jeffrey. "Unraveling the Conflicting Studies on Vitamin E and Heart Disease." Linus Pauling Institute, Oregon State University. May 2002. http://lpi.oregonstate.edu/ss02/ blumberg.html (accessed 8/12/09).
- Booth, S.L., J.A. Pennington, and J.A. Sadowski. "Food sources and dietary intakes of Vitamin K-1(phylloquinone) in the American diet: Data from the FDA Total Diet Study." Journal of the American Dietetic Association 96(2):149-54 (February 1996).
- Borenstein, B. "Vitamin Fortification Technology" in Technology Fortification of Foods WWashington, D.C.: Nationnal Academy of Sciences, 1975.
- Brehm, W. "Potential dangers of viosterol during pregnancy with observations of calcification of placentae." Ohio State Medical Journal 33(9):989-993 (September 1937), as reviewed by Modern Medicine, October 1937, p. 62.
- Brophy, Beth, and David Schardt. "Functional Foods." Center for Science in the Public Interest. April 1999. http://cspinet.org/nah/4_99/functional_foods.html (accessed 8/12/09).
- Burton, G. W. "Human plasma and tissue a-tochopherol concentrations in response to supplementation with deuterated natural and synthetic vitamin E." American Journal of Clinical Nutrition 67:669-84 (1998).
- Campbell, Joseph D. "Minerals and Disease.?The Journal of Orthomolecular Medicine 10, No. 3 & 4 (1995).
- Campbell, T. Colin. "RDAs: Time to Peel Back the Labels." September 2005. www.nutritionadvocate.com/story/rdas.htm (accessed 8/12/09)
- "CDC: Few Americans meet fruit, veggie guidelines." Associated Press. March 15, 2007.

- Challem, J.J. "Beta–carotene and Other Carotenoids: Promises, Failures and a New Vision." The Journal of Orthomolecular Medicine 12:11–19 (1st Quarter 1997).
- Challem, Jack. "The Past, Present and Future of Vitamins." The Nutrition Reporter, 1997.
- Clement, Brain R. Living Foods for Optimum Health. New York: Three Rivers Press, 1998.
- Clement, Brain R., PhD, NMD, LNC. Hippocrates Life Force; Superior Health & Longevity. Summertown, Tenn.: Healthy Living Publication, 2007.
- Crawford, Alan Pell. "What does ?atural?mean?" Vegetarian Time, September 2004.
- "CRN Urges Government to Provide Consumers With More Realistic Nutrition Advice." September 21, 2004. Council for Responsible Nutrition, www.crnusa.org (accessed 8/12/09).
- DeCava, Judith. The Real Truth About Vitamins and Antioxidants. Columbus, Ga.: Brentwood Academy Press, 1996.
- Dietary Guidelines for Americans, 2005. www.healthierus.gov/dietaryguidelines (accessed 8/12/09).
- Docherty, John, et al. "A Double–Blind, Placebo–Controlled Exploratory Trail of Chromium Picolinate in Atypical Depression." The Journal of Psychiatric Practice 11, Issue 5 (September 2005).
- Dr. Rona? Healthwise Digest. March 18, 2007. http://drzoltanrona.typepad.com (accessed 8/12/09).
- Earth Summit 1992. UN Conference on Environment and Development. www.un.org/geninfo/ bp/enviro.html (accessed 8/12/09).
- "The Effect of Vitamin E and Beta Carotene on the Incidence of Lung Cancer and Other Cancer in Male Smokers." Beta Carotene Cancer Prevention Study Group. New England Journal of Medicine 330 (15):1029–35 (Aprill 14, 1994).
- Fairfield, K.M., and R.H. Fletcher. "Vitamins for Chronic Disease Prevention in Adults." Journal of the American Medical Association 287:3116–26 (2002).
- Feher, Miklos, and Jonathan M. Schmidt. "Differences Between Drugs, Natural Products, and Molecules From Combinatorial Chemistry." Journal of Chemical Information and Computer Science 43(1):218–27 (2003).
- Fickova, M., P. Hubert, G. Cremel, and C. Leray. "Dietary n–3 and n–6 polyunsaturated fatty acids rapidly modify fatty acid composition and insulin effects in rat adipocytes.?Journal of Nutrition 128(3):512–19 (March 1, 1998).
- Fitzgerald, Randall. The Hundred Year Lie: How Food and Medicine Are Destroying Your Health. New York: Penguin/Dutton, 2006.
- Frost, Mary. Going Back to the Basics of Human Health. San Diego, Calif.: International Foundation for Nutrition and Health, 1997.
- Griffith, H. Winter, MD. Minerals, Supplements & Vitamins: The Essential Guide. Cambridge, Mass.: Da Capo Press, 2000.

- Groff, J.L., S.S. Gropper, and S.M. Hunt. Advanced Nutrition and Human Metabolism. New York: West Publishing Company, 1995.
- Hays, G.L., et al. "Salivary pH while dissolving vitamin C–containing tablets." American Journal of Dentistry 5(5):269–71 (October 1992).
- Herber, Dr. David, "Testimony Before the House Government Reform Committee." July 25, 2002. www.cancercurecoalition.org/articles/nutritionandcancer.html (accessed 8/12/09).
- Heller, A. and T. Koch. "Immunonutrition with omega–3–fatty acids: Are new anti–inflammatory strategies in sight??Zentralblatt fur Chirurgie 125(2):123–36 (2000).
- Hellerman, Caleb. "No scientific evidence diet supplements work." www.cnn.com/2007/ HEALTH/04/06/chasing.supplements/index.html?iref=newssearch. Atlanta, Ga., April 16, 2007 (accessed 8/12/09).
- Hilton, J.W., and S.J. Slinger. "Nutrition and feeding of rainbow trout." Canadian Special Publication of Fisheries and Aquatic Sciences 55:15 (1981).
- Hoffer, Abram. "Playing with Statistics or Lies, Damn Lies and Statistics." The Journal of Orthomolecular Medicine 13:67–71 (2nd Quarter 1998)
- Howell, E. Enzyme Nutrition. Wayne, N.J.: Avery Publishing, 1985.
- Hurley, Dan. Natural Causes: Death, Lies, and Politics in America? Vitamin and Herbal Supplement Industry. New York: Broadway Books, 2006.
- Jacobson, Michael F., and David Schardt, "Diet, ADHD & Behavior." The Center for Science in the Public Interest, September 1999. www.cspinet.org (accessed 8/12/09).
- Jenkins D.J.A., T.M.S. Wolever, and A.L. Jenkins. "Diet Factors Affecting Nutrient Absorption and Metabolism," in Modern Nutrition in Health and Disease, 8th ed. Lea and Phil Febiger, 1994 (583–602).
- Jennings, Isobel. Vitamins in Endocrine Metabolism. London: Heinemann Medical, 1970.
- Lawson, Stephen "Recent Research on Vitamin C and E." Oregon State University, Linus Pauling Institute, Spring/Summer 2005 Research Report.
- Lee, Dr. Royal, "What Is a Vitamin?" Applied Trophology (August 1956).
- Lieberman, Shari, PhD. The Real Vitamin & Mineral Book. New York: Penguin Group, 2003.
- "A little risky business." The Economist. Nov. 22, 2007. www.economist.com/science/ displaystory.cfm?story_id=E1_TDTSTNTN (accessed 8/24/09)
- Madley, Rebecca H. Nutraceuticals World 7:58 (July 4, 2001).
- Mason–Scarborough, Dr. Laura. "Vitamin–Synthetic vs. Natural." July 18, 2004. Holistic Pediatric Association. www.hpakids.org/holistic–health (accessed 8/12/09)
- "Modern Miracle Men" U.S. Senate Document #264, June 1936.
- Moss, R.W. Free Radical–Alberrt Szent–Györgyi and the Battle Over Vitamin C. New York: Paragon House, 1988.

- "Nanoparticles in Sun Creams Can Stress Brain Cells." www.nature.com. Published online June 16, 2006;doi:10.1038/news060612-14.
- "Natural or Whole Food Supplements vs. Isolated Chemical Compounds." Organic Consumers Association, March 2007. www.organicconsumers.org/nutricon/qa.cfm (accessed 8/12/09).
- "Natural Vitamin E vs. Synthetic." Townsend Letter for Doctors & Patients, July 1999.
- Nestle, Marion. Food Politics. Berkeley, Calif.: University of California Press, 2003.
- "Nutri-Con: The Truth About Vitamins and Supplements." Organic Consumer's Association, 2007. www.organicconsumers.org (accessed 8/12/09)
- O?alloran, Thomas, et al. "Metal Ion Chaperone Function of the Soluble Cu(I) Receptor Atx1." Science 278, No. 5339, 853-56 (October 1997).
- O'Shea, Tim. "Whole Food Vitamins: Ascorbic Acid Is Not Vitamin C. www.whale.to/a/ shea1.html (accessed 8/12/09).
- Pollan, Michael. "Unhappy Meals." The New York Times, January 28, 2007.
- Price, Weston. Nutrition and Physical Degeneration. New Canaan, Conn.: Keats Pub., 1997.
- Quinlivan, Eoin, and Jesse F. Gregory Ⅲ. "Effect of food fortification on folic acid intake in the United States." American Journal of Clinical Nutrition 77, No. 1, 221-5 (January 2003).
- Randolph, Theron, MD. Human Ecology and Susceptibilty to the Chemical Environment(7th ed.). Springfield, I11.: Charles C. Thomas Publisher, 1980.
- Recommended Dietary Allowances, 10th Edition. Washington, D.C.: National Academy Press Food and Nutrition Board, 2000.
- Schroeder, H.A. The Trace Elements and Man. New Greenwich, Conn.: Devin-Adair, 1973.
- Severus, W.E., A.B. Littman, and A.L. Stoll. "Omega-3 fatty acids, homocysteine, and the increased risk of cardiovascular mortality in major depressive disorder." Harvard Review of Psychiatry 9(6):280-93 (Nov.-Dec. 2001).
- Sexton, Timothy. "Your Guide to Vitamin Supplements." www.associatedcontent.com/ subject/article/your+guide+to+vitamin+supplements, August 7, 2005 (accessed 8/12/09).
- Shimek, Ronald, PhD. "The Toxicity of Some Freshly Mixed Artificial Sea Water." Reefkeeping Online Magazine(1999). www.reefkeeping.com (accessed 8/12/09).
- Smythies, John. ?ecent Advances in Oxidative Stress and Antioxidants in Medicine." Journal of Orthomolecular Medicine 13(1):11-18 (1998).
- Sourer (1995); Whitney, et al. (1996); Sizer, et al. (1997). "Calcium Functions." National Research Council.
- "Statement of Assistant Attorney General Joel I. Klein." May 20, 1999. U.S. Department of Justice. www.usdoj.gov/atr/public/press_releases/1999/2451.pdf (accessed 8/12/09).

- Stoll, B.A. "N-3 fatty acids and lipid peroxidation in breast cancer inhibition." British Journal of Nutrition 87(3):193-8 (March 2002).
- "Study Citing Antioxidant Vitamin Risks Based on Flawed Methodology." Linus Pauling Institute, February 27, 2007. www.oregonstate.edu/dept/ncs/newsarch/2007/Feb07/ vitaminstudy.html (accessed 8/12/09).
- Supplee, G., S. Ansbacher, R. Bender, and G. Flanigan. "The Influence of Milk Constituents on the Effectiveness of Vitamin D.?Journal of Biological Chemistry 114:95-107 (May 1936).
- Traber, M.G., et al. "Synthetic as compared with natural vitamin E is preferentially excreted as á-CEHC in human urine: Studies using deuterated á-tocophery1 acetates."
- "The Truth About Vitamins" Australian Broadcasting Corporation. March 24, 2005. www.abc.net.au (accessed 8/12/09).
- U.S. Dietary Guidelines. www.health.gov/DietaryGuidelines (accessed 8/12/09).
- U.S. FDA. "Definition of Natural." Consumer Information & Publication No. 95-5012. November 1991; revised May 1995. www.usda.gov (accessed 8/12/09).
- Vinson, J.A., P. Bose. "Bioavailability of Synthetic Ascorbic Acid and a Citrus Extract." Annals of the New York Academy of Sciences, 3rd Conference on Vitamin C 498, 525-6 (1987).
- Vinson, J.A. "Comparative Bioavailability of Synthetic and Natural Vitamin C in Guinea Pigs." Nutrition Reports International 27(4): 875-80 (1983).
- "Vitamin E Might Make Heart Disease Worse." Associated Press, November 10, 2004.
- Waisman, Harry A., and C.A. Elvehjem. "Multiple Deficiencies in the Modified Goldberger Diet as Demonstrated With Chicks." Department of Chemistry, College of Agriculture. University of Wisconsin, Madison. http://jn.nutrition.org/cgi/reprint/20/6/519.pdf (accessed 08/27/09).
- Wallace, R.A. Biology: The World of Life, 6th ed. New York: HarperCollins, 1992.
- Watkins, B.A., Y. Li, and M.F. Seifert. "Nutraceutical Fatty Acids as Biochemical and Molecular Modulators of Skeletal Biology." Journal of the American College of Nutrition 20(90005):410S-416S (October 1, 2001).
- Warkins, B.A., Y. Li, H.E. Lippman, and M.F. Seifert. "Omega-3 Polyunsaturated Fatty Acids and Skeletal Health." Experimental Biology and Medicine (Maywood) 226(6):485-97 (June 2001).
- Winter, Ruth. Consumer? Dictionary of Food Additives, New York: Three River Press, 2004.
- Wu, M., et al. "Omega-3 polyunsaturated fatty acids attenuate breast cancer growth through activation of a neutral sphingomyelinase-mediated pathway." International Journal of Cancer 117(3):340-48 (September 21, 2005).

찾아보기

ㅈ~ㅊ

ㅋ~ㅍ

ㅎ

옮긴이 _ 김소정

대학교에서 생물학을 전공했고 과학과 역사를 좋아한다. 꾸준히 동네 분들과 독서 모임을 하고 있고, 번역계 후배들과 함께 번역을 공부하고 있다. 실수를 하고 좌절하고 배우고 또 실수를 하는 과정을 되풀이하고 있지만, 꾸준히 성장하는 사람이기를 바라며 되도록 오랫동안 번역을 하면서 살아가기를 바란다.
옮긴 책으로《알츠하이머 해독제》,《천연 발효식품》,《설탕 디톡스》,《원더풀 사이언스》,《만물과학》,《새들의 천재성》 등이 있다.

천연 VS 합성, 똑소리 나는 비타민 선택법

개정판 1쇄 발행 | 2021년 3월 24일
개정판 2쇄 발행 | 2023년 3월 10일

지은이 | 브라이언 R. 클레멘트
옮긴이 | 김소정
펴낸이 | 강효림

편집 | 곽도경
디자인 | 채지연
마케팅 | 김용우
일러스트 | 주영란

용지 | 한서지업(주)
인쇄 | 한영문화사

펴낸곳 | 도서출판 전나무숲 檜林
출판등록 | 1994년 7월 15일 · 제10-1008호
주소 | 10544 경기도 고양시 덕양구 으뜸로 130
위프라임트윈타워 810호
전화 | 02-322-7128
팩스 | 02-325-0944
홈페이지 | www.firforest.co.kr
이메일 | forest@firforest.co.kr

ISBN | 979-11-88544-64-6 (13510)

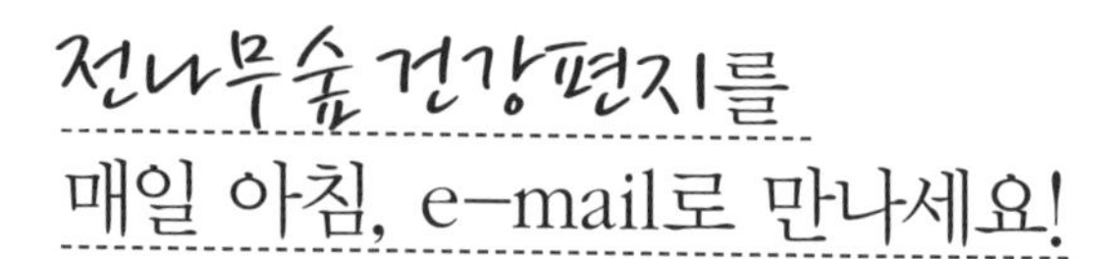

전나무숲 건강편지는 매일 아침 유익한 건강 정보를 담아 회원들의 이메일로 배달됩니다. 매일 아침 30초 투자로 하루의 건강 비타민을 톡톡히 챙기세요. 도서출판 전나무숲의 네이버 블로그에는 전나무숲 건강편지 전편이 차곡차곡 정리되어 있어 언제든 필요한 내용을 찾아볼 수 있습니다.

http://blog.naver.com/firforest

'전나무숲 건강편지'를 메일로 받는 방법 forest@firforest.co.kr로 이름과 이메일 주소를 보내주세요. 다음 날부터 매일 아침 건강편지가 배달됩니다.

유익한 건강 정보,
이젠 쉽고 재미있게 읽으세요!

도서출판 전나무숲의 티스토리에서는 스토리텔링 방식으로 건강 정보를 제공합니다. 누구나 쉽고 재미있게 읽을 수 있도록 구성해, 읽다 보면 자연스럽게 소중한 건강 정보를 얻을 수 있습니다.

http://firforest.tistory.com